KommR. Ria Klabuschnigg | Dr. Alfred Klabuschnigg

AMB® *Abnehmen* **mit Bioresonanz**

Aufgezeichnet von Andrea Fehringer und
Thomas Köpf, mit
Helmut Berger

www.xpertmedia.at

UEBERREUTER

ISBN 978-3-8000-7531-7

Covergestaltung: Büro Esterer
Coverfotos: Dr. Klabuschnigg AMB® Vertriebs GmbH & CoKG

Gedruckt in Österreich
7 6 5 4 3 2 1

Ueberreuter im Internet: www.ueberreuter.at

INHALT

1. Vorwort

An einem Dienstag bin ich dick geworden. Ich, die Ernährungsexpertin. Der Wecker klingelte um sieben Uhr, ich hab mir schwergetan beim Aufstehen, und ein paar Minuten später wusste ich, warum. Die Leichtigkeit des Seins und die Schwere des Alltags hielten sich nicht mehr die Waage. Die Sonne, die sich mir gestern noch von ihrer warmherzigen Seite gezeigt hatte, warf mir ein mildes Lächeln zum Fenster herein.

Nachdem ich geduscht hatte, durchwühlte ich meinen Kleiderschrank auf der Suche nach einem passenden Outfit. Und mit passend meine ich nichts Modisches. Ich hoffte bloß, dass ich um das Gefühl herumkäme, mich in Sachen aus meiner Teenagerzeit zu zwängen. Die Hoffnung erfüllte sich nicht. Ich machte einen Anprobe-Marathon durch, wie ihn sonst nur gehetzte Models auf dem Laufsteg absolvieren müssen. Mit dem kleinen Unterschied, dass denen alles, was sie anziehen müssen, passt. Und mir alles, was ich anziehen wollte, zu eng war. Es ist ein seltsames Phänomen, dass dieser Punkt von jetzt auf gleich erreicht war. Ein paar Monate hatte ich wunderbar vor mir selbst verbergen können, dass ich zwei Kleidergrößen zugelegt hatte, der Schock setzte erst an diesem Dienstag ein.

Ich fühlte mich, als hätte mir wer über Nacht meinen Körper gedehnt. Wie das ein Schuster macht, wenn ein Stiefel über den Waden spannt. Es war vielleicht bloß ein Millimeter, der zwischen gestern und heute lag, aber er genügte, um mich in meiner Haut nicht mehr wohlzufühlen. Ich hatte keine Ahnung, wie es so weit kommen konnte. Ich war verzweifelt. Und ich war nicht in der Lage, etwas an meinem Zustand zu ändern. Ich wollte weder das Ankleidezimmer noch das Haus verlassen, und schon gar nicht wollte ich zur Arbeit gehen, um meinen Klienten zu erklären, wie man abnimmt. Verlogen wäre das, dachte ich, verlogen. Also schlüpfte ich wieder in meinen Pyjama, das einzige Kleidungsstück, das mich nicht zwickte, und verkroch mich im Bett. Dort blieb ich auch. Zuerst fühlte ich mich krank, dann wurde ich krank. Und niemand konnte die Spirale, die mich nach unten zog, anhalten.

Einige Monate zuvor hatte ich meinen 50. Geburtstag gefeiert. Damals war ich noch gut in Schuss, gesund und schlank. Nur die Kerzen auf der Torte haben mein Alter verraten, ich persönlich fühlte mich wie 40. Ein halbes Jahr später begann dann der schleichende Prozess, den ich trotz meines Wissens rund um Ernährung nicht aufhalten konnte. Mein Heißhunger hatte die Herrschaft über mich übernommen, und mit jedem Kilo, das ich zulegte, wurde ich drei Kilo unglücklicher. Dass gerade mir das passierte, konnte ich am allerwenigsten verstehen. Täglich verhalf ich Menschen mit der von mir selbst entwickelten AMB-Methode zu ihrem Wunschgewicht und ausgerechnet mein eigener Körper entfernte sich immer mehr von seinen Idealmaßen. Ich war von einer Sekunde auf die andere zu dick, ich war von einer Minute auf die andere in den Wechseljahren, ich war von einem Tag auf den anderen eine Frau, die weder sich noch ihre Zukunft leiden konnte. Vermutlich hatte ich gar keine mehr.

Es vergingen einige Tage und Nächte, in denen ich mir über mich und meinen Zustand den Kopf zermarterte, dann traf ich eine Entscheidung. Ich wollte mich wieder so fühlen wie an meinem 50. Geburtstag. Gesund, rank und schlank. So einfach war das plötzlich. Und ich wusste auch noch genau, wie ich das anzustellen hatte. Ich wandte die AMB-Methode an mir selbst an. Genauer gesagt erledigte das meine Tochter für mich. Sie führte den AMB-Lebensmitteltest an mir durch und spürte meine Nahrungsunverträglichkeiten auf. Sechs Monate lang therapierte sie mich mit Bioresonanz, ich hielt mich exakt an den Ernährungsplan. Schon nach kurzer Zeit zeigte sich die Wirkung. Mein Körper verbrannte Fett, ich eroberte mir meine 50er-Figur Millimeter für Millimeter zurück und gewann mit jedem Kilo, das ich verlor, ein Stück Lebensfreude und Energie dazu. Irgendwann nach diesem halben Jahr zeigte meine Waage 24 Kilo weniger an. An einem Sonntag war ich wieder schlank.

Mit diesem Buch möchte ich allen Frauen, Männern und Kindern mit Gewichtsproblemen, allen Menschen, bei denen unzählige Diäten nicht zum Erfolg geführt haben, Mut machen. Abnehmen mit Bioresonanz ist eine Methode, die Ihnen helfen kann, Ihr Wunschgewicht zu erreichen und es auch zu halten. Mehr als 30.000 zufriedene Kunden beweisen es. Ich bin eine davon.

Ihre Ria Klabuschnigg

2. Der Tag, an dem die Bioresonanz in mein Leben trat

Manchmal kann eine Begegnung ein ganzes Leben verändern. Es war im Juni 1991, als ein Vertreter einer Medizintechnik-Firma in die Ordination meines Mannes, Medizinalrat Dr. Alfred Klabuschnigg, in der ich ihm assistierte, spazierte und darum bat, ein, wie er es nannte, interessantes Gerät präsentieren zu dürfen. „Bitte legen Sie los", sagten wir in einem Ton, der höflich klang, in dem aber auch das Timbre des Misstrauens nicht zu überhören war.

„Das ist ein Bioresonanzgerät", erklärte der Vertreter und knipste ein 300-Watt-Lächeln an. „Bei Allergien ist das sehr hilfreich, sowohl in der Diagnose als auch in der Behandlung." Diese Worte ließen uns aufhorchen. Nicht nur, dass mein Mann als Arzt ständig mit der Thematik konfrontiert ist, Allergien sind auch in unserer Familie weit verbreitet. Insbesondere unsere Tochter hatte schwer damit zu kämpfen. Sie litt damals unter Neurodermitis, mit Asthma und Kolitis als Begleiterscheinungen, die uns seit ihrer Kindheit hartnäckig zu beschäftigen wusste. Behandelt hatten wir sie vierzehn Jahre lang mit Cortison, Tabletten, Salben und Sprays, aber nichts davon verhinderte, dass die Beschwerden mit der Zeit immer stärker und damit die Dosierungen der Medikamente immer heftiger wurden. Dass nichts und niemand unserem Kind helfen konnte, erweckte bei aller Skepsis schon eine gewisse Neugier auf dieses als Wunder angepriesene Gerät.

„Setzen Sie sich und nehmen Sie dieses goldene Stäbchen in die Hand", sagte der Vertreter. Er vermaß mit einem Griffel meine Finger und Zehen. Das Gerät piepste, ein Zeiger schlug aus, irgendwelche Werte wurden vorgelesen. „Ist das alles?", fragte ich. „Was soll das?", wollte mein Mann wissen. Die Hoffnungen, die wir uns gerade noch gemacht hatten, waren dahin, die Vorführung bloß noch verschwendete Zeit. Der Vertreter bemerkte unsere aufkommende

Ablehnung und reagierte mit einem Angebot. „Sie laden fünf Allergiker mit verschiedenen Symptomen ein, ich zeige Ihnen die Einsatzmöglichkeiten des Bioresonanzgeräts und wie man die Beschwerden damit therapieren kann. Die positive Wirkung werden die Leute innerhalb von vier bis sechs Wochen feststellen. So lange überlasse ich Ihnen das Gerät." Na gut, dachten wir, das ist eine Möglichkeit, bei der nichts schiefgehen kann.

Am darauffolgenden Montag standen fünf Probanden in der Ordination und der Vertreter zog erneut seine Show ab. Wie ein Zauberer, der seinem Publikum erklärt, er könne jetzt allerlei Beschwerden mit einem Mal, Simsalabim, wegzaubern. Eine Testperson hatte eine Pferdehaarallergie, die nächste Neurodermitis, eine andere Schuppenflechte, die vierte eine Pollenallergie und dann gab es noch ein Kind mit Weichteilrheuma. Nach dem Test erstellte der Herr mit dem Bioresonanzgerät für jeden von ihnen eine individuelle Therapie.

Damit begann unsere Testreihe. Einmal pro Woche kamen die Probanden zu uns, und wir behandelten sie, wie man es uns gezeigt hatte. Sie saßen auf einem Stuhl, Hände und Füße lagen auf den Platten, die mit dem Gerät verbunden waren. 25 bis 40 Minuten dauerte eine Sitzung. Und nach fünf Wochen, wir konnten es selbst kaum glauben, stellten wir tatsächlich Erfolge fest.

Die Patientin mit der Pferdehaarallergie war ein elfjähriges Mädchen, das wieder in den Reitstall seiner Eltern gehen konnte, ohne einen Asthmaanfall zu bekommen. Bei der Neurodermitis-Probandin verbesserte sich das Hautbild zwar, die Behandlungsdauer war aber zu kurz. Wir therapierten sie in Folge ein Jahr, bis sie völlig beschwerdefrei war.

Auch bei der Schuppenflechte genügte eine fünfwöchige Therapie nicht und wir lernten wieder dazu: Es ist nicht nur die Zeit, die die Wunden heilt. Heute wissen wir, dass es auch einer Ernährungsumstellung bedarf, um dauerhaft Beschwerdefreiheit zu erreichen. Der Pollenallergiker kam ohne Medikamente durch die

Saison, und beim zwölfjährigen Buben mit dem Weichteilrheuma, der beinahe nicht mehr gehen konnte, verbesserte sich das Krankheitsbild nach einer Anfangsverschlechterung deutlich.

Für die Probanden und uns, vor allem aber für meinen Mann, den Schulmediziner, waren die Ergebnisse unglaublich. Unsere Skepsis war sozusagen wegtherapiert. Wir entschieden uns, ein Gerät zu kaufen und weitere Einsatzmöglichkeiten zu ergründen. Wir absolvierten eine Ausbildung und besuchten unzählige Kurse. Innerhalb von drei Monaten gliederten wir die Bioresonanztherapie aus der Ordination aus und gründeten unser erstes Institut für alternative Gesundheitsberatung, heute sind es übrigens 32. Mein Mann blieb natürlich weiterhin Arzt. Ich aber beschritt meinen eigenen Weg und entwickelte die AMB-Methode.

3. Die Entstehung der AMB-Methode

„Stellen Sie sich vor, ich mache gerade eine Brotdiät. Das ist der letzte Schrei. Meine Freundin hat damit in den vergangenen Wochen drei Kilo abgenommen, ich aber nicht einmal ein halbes. Heute Abend steht wieder gemeinschaftliches Wiegen auf dem Programm, und ich fühl mich, als würde ich die Matura machen, ohne dafür gelernt zu haben. Mir graut davor, mich vor allen anderen auf diese Waage zu stellen, weil ich genau weiß, dass sich nichts geändert hat. Das wird eine Blamage."

Der Monolog der Unzulänglichkeit, der da aus der Dame hervorquoll, kam genau zur richtigen Zeit. Mein Mann, dessen Patientin hier vor mir stand, war längst von der ganzheitsmedizinischen Sicht der Dinge überzeugt und wandte die Bioresonanz sowohl alternativ als auch komplementär, also ergänzend zu den schulmedizinischen Therapien, an. Aber er war und ist immer noch Schulmediziner und als solcher auf handfeste Krankheitssymptome konzentriert. Befindlichkeitsstörungen, die die Patienten zuerst seelisch quälen, bevor sie sich körperlich auswirken, blieben mitunter seiner Wahrnehmung verborgen.

Als Nicht-Medizinerin hatte ich es da leichter. Mir lag der Gedanke, auch diese Probleme mit der Bioresonanztherapie loszuwerden, näher als jedem Arzt. Während meiner Gesundheitsberatungen und Bioresonanzbehandlungen fiel mir immer öfter auf, dass meine Klienten so nebenbei und für mich völlig unerwartet auch Gewicht verloren. Mein therapeutisches Interesse war geweckt, ich beobachtete das Phänomen akribischer und fand heraus: Lässt man die Lebensmittel weg, die sich beim Test als unverträglich herausgestellt haben, und macht man dazu regelmäßig eine individuell abgestimmte Bioresonanztherapie, verschwinden nicht nur die Beschwerden, sondern tatsächlich auch überflüssige Kilos.

Und dann verwickelte mich die Dame mit der Brotdiät wie zufällig ins Gespräch, und ich wusste, Zufall war das jetzt keiner. Es war der letzte Anstoß, meine Theorie in die Praxis umzusetzen: Mit Bioresonanz lassen sich nicht nur rein medizinische Beschwerden behandeln, Bioresonanz ist auch eine effektive Methode, um optimal abzunehmen. Ich begann das AMB-Konzept zu entwickeln.

Der Dame mit der Brotdiät bot ich an, einen Lebensmitteltest mit dem Bioresonanzgerät an ihr durchzuführen, um herauszufinden, ob vielleicht eine Getreideart in ihrem Stoffwechsel Blockaden aufbaut und damit eine gezielte Gewichtsreduktion verhindert. Sie ließ sich darauf ein, ich stellte Unverträglichkeiten gegen Weizen und Roggen fest, legte eine individuell auf die Klientin abgestimmte Bioresonanztherapie fest und bat sie, mich in zwei Wochen anzurufen. Ich notierte mir die einzelnen Therapieschritte und weitere Aufzeichnungen folgten. Nach zwei Wochen kam der Anruf.

„Guten Tag, Frau Klabuschnigg", sagte sie. „Ich kann Ihnen gratulieren, es geht mir gut. Ich hab mich an Ihre Vorgaben gehalten, keine Lebensmittel gegessen, die Weizen oder Roggen enthalten, und in dieser kurzen Zeit drei Kilo verloren. Vielen Dank! Ich werde Sie gerne weiterempfehlen." Es war ein Telefonat, das mein Leben veränderte.

4. Jeder Mensch ist einzigartig

Geschlecht, Herkunft, Alter, Religion oder Beruf. Lebensgewohnheiten, Sprache, Hautfarbe oder Körperbau. Die Art, zu gehen, zu lachen oder zu essen. Jeder Mensch ist ein Kunstwerk, das es nur einmal auf der Welt gibt. Es ist nicht nur der Fingerabdruck, der jeden einzigartig macht. So gesehen liegt es auf der Hand, dass es keine Diät gibt, die für alle passt, kein Allheil-Abnehm-Mittel, mit dem jeder in Nullkommanix überflüssige Kilos wegzaubern kann, keine Schlankheitskur, die hält, was man sich von ihr verspricht. Dass man es entgegen aller Logik glauben will, ist menschlich. Dass es trotz aller Hoffnungen nicht stimmt, ist wissenschaftlich erwiesen.

Amerikanische Forscher haben 31 bereits veröffentlichte Diätstudien genauer unter die Lupe genommen. Traci Mann von der University of California in Los Angeles kommentiert das Ergebnis so: „Zu Beginn einer Diät, also in den ersten sechs Monaten, kann man durchaus 5 bis 10 Prozent des Körpergewichts verlieren. Danach zeigt sich aber nur noch bei einer kleinen Gruppe von Diät-Teilnehmern, dass sie dieses Gewicht halten können. Die große Mehrheit nimmt wieder zu. Ein erheblicher Teil sogar so stark, dass das Körpergewicht höher ist als zu Beginn der Diät."

Dieser Effekt hört auf den Namen Jo-Jo, er bringt verbrauchte Kalorien sofort zurück und erfüllt diesen ekelhaften Job auch noch mit unbarmherziger Bravour. Kaum verliert man ein paar Kilos, sorgt er dafür, dass man sie wiederfindet und dass man gleich noch ein paar seiner Freunde mit am Hals hat, die sich rund um die Hüften einnisten, als hätte man ihnen das Hausrecht übertragen. Und das ist noch nicht einmal das Schlimmste am Jo-Jo-Effekt. Er ist auch noch gefährlich. Laut Experten erhöhen die ständigen Gewichtsschwankungen auf Dauer das Risiko für Herz-Kreislauf-Erkrankungen, Schlaganfälle oder Diabetes.

Herkömmliche Diäten locken den Jo-Jo-Effekt an wie Käse die Maus. Während man sich kasteit, frisst sich Jo-Jo die Kraft an, nachher alles zunichtezumachen. Aber vor allem funktionieren Diäten langfristig deshalb nicht, weil sie die Einzigartigkeit der Menschen ignorieren und auf die Unterschiede nicht eingehen. Und diese Unterschiede sind weit größer, als mit freiem Auge erkennbar. Sie liegen sozusagen im Magen.

Bestimmte Lebensmittel verhindern, dass man abspeckt. Und damit meine ich nicht, dass man während einer Fastenkur keine Schokolade essen soll. Ich habe herausgefunden, dass individuelle Nahrungsunverträglichkeiten energetische Blockaden im Stoffwechsel erzeugen. Und die sind es, die eine Gewichtsreduktion so gut wie unmöglich machen. Das bedeutet: Der physikalische Ablauf, also die Informationen, die auf unseren Körper einwirken, sind dem chemischen Ablauf, also unserem Stoffwechsel, übergeordnet. Ein Abnehm-Konzept funktioniert also nur dann, wenn es auf die Einzigartigkeit jedes Menschen eingeht.

Der AMB®-Tipp:

Herkömmliche Diäten sind für alle gedacht und damit auf keinen Einzelnen abgestimmt. Und sie begünstigen wissenschaftlich erwiesen den Jo-Jo-Effekt. Um diesem Auf und Ab zu entkommen, gibt es eine Möglichkeit: Machen Sie keine Diät, stellen Sie Ihre Ernährung individuell und dauerhaft um. Und zwar so, wie es Ihrem Körper entspricht, Ihren Lebensumständen entgegenkommt und Ihre Diziplin nicht überfordert. Nur eine auf Sie persönlich abgestimmte Methode führt zum Wunschgewicht.

5. Alles beginnt im Kopf

Vielleicht ist es ein Mann, der sagt: Das Wort meiner Frau bekommt immer mehr Gewicht. Und sie weiß genau, er redet nicht davon, was ihr beim Mund heraus-, sondern von dem, was durch den Mund in sie hineinkommt. Vielleicht ist es eine Frau, die sagt: Ein Mann ohne Bauch ist wie ein Himmel ohne Sterne. Und er hört genau, dass er drauf und dran ist, die Milchstraße in den Schatten zu stellen. Vielleicht ist es auch ein Kind, das sagt: Wenn die Omi lacht, ist sie ein Wackelpudding. Und manchmal erkennt man ganz allein: Jetzt bin ich mir selber zu viel.

Es gibt viele Auslöser für den Entschluss, endlich so ernst- wie dauerhaft abnehmen zu wollen. Es gibt nur einen Weg, ihn auch praktisch umzusetzen: Man muss seine Lebensweise ändern. Hat schon eine gewisse Wucht, der Satz. Gehört schon was dazu, ihn nicht gleich wieder zu verwerfen. Hat sich aber erst einmal die Bereitschaft zur Änderung im Gehirn breitgemacht, kann es einem gar nicht schnell genug gehen.

Während man noch die Schokolade aus dem Geheimversteck holt und in den Mistkübel wirft, fällt einem schon der verstaubte Heimtrainer im Keller ein. Während man im Internet am Handy schon Gemüserezepte vergleicht, macht man bereits die ersten Situps. Und während man mit ungestümer Begeisterung sein Leben umkrempelt, formiert sich im Hinterkopf schon die Demo der Schneller-dünner-schöner-Gegner. Man sollte auf sie hören. Mutet man sich zu viel auf einmal zu, gibt man auf, bevor man angefangen hat.

Wenn Sie gezielt abnehmen wollen, sollten Sie sich vorher überlegen, wie Sie das anstellen möchten. Liebäugeln Sie mit der Diät, die den Nachbarn zur halben Portion gemacht hat? Spekulieren Sie auf eine Fastenkur, die Ihrem ungeduldigen Wesen, nicht aber dem bedächtigeren Stoffwechsel entspricht? Verlassen Sie sich darauf, dass ausschließlich Sport Sie zum neuen Menschen macht? Mit jeder dieser Strategien werden Sie kurzfristig Freude haben, langfristig aber immer wieder von vorn anfangen müssen.

Um die richtige Abnehm-Methode zu finden, bieten sich ein paar ganz andere Fragen an. Wie viel Zeit und Geld möchten Sie investieren? Welches Ziel haben Sie und in wie vielen Etappen könnten Sie es erreichen? Sind Sie sich darüber im Klaren, dass Ihr größter Feind in Ihnen wohnt und Sie sich Tag für Tag gegen den inneren Schweinehund und seine Verbündeten wehren müssen? Wollen Sie sich von der Familie und von Freunden motivieren und unterstützen lassen? Sind Sie ein Einzelkämpfer, der lieber im Stillen agiert? Und: Ist Ihnen bewusst, dass Sie nicht nur im Begriff sind, Ihr Gewicht und Ihre Figur zu ändern, sondern Ihr Leben?

Sind Sie immer noch bereit, den Kampf mit den Kilos aufzunehmen, haben Sie den ersten Schritt gerade geschafft. Sie haben aufgehört, sich etwas vorzumachen. Ihr Kopf ist Ihrem Körper jetzt voraus: Er ist die ewig ums selbe kreisenden Gedanken, die keiner braucht, der es sich leichter machen will, schon losgeworden. Gedanken wiegen zwar nichts, aber sie können schwer auf einem lasten. Ab nun haben Sie den Kopf frei für die Idealvorstellung von sich selbst.

Der AMB®-Tipp:

Fürchten Sie sich nicht vor Veränderung, planen Sie sie. Lassen Sie sich Zeit dafür, setzen Sie weder sich unter Druck, noch Ihre Vorhaben auf einmal in die Tat um. Und stecken Sie Ihre Ziele nicht zu hoch. Je realistischer sie sind, desto eher erreichen Sie sie.

6. Am Abend ist alles vorbei

Das Wochenende ist fast vorbei, das letzte Abend-Mahl serviert. Heute, so hat man es sich zurechtgelegt, darf sich noch einmal der Tisch biegen. Noch einmal darf man essen, worauf man Lust hat. Noch einmal darf man so tun, als gäbe es keine Kalorien auf der Welt. Noch einmal darf man sich dem fetten Genuss hingeben.

Schon in der Früh hat man sich den Kaffee gezuckert, die Semmeln im Ofen aufgebacken, sich auf die Butterseite des Lebens geschlagen und sich von der Marmelade einkochen lassen. Zu Mittag hat man den Italiener ums Eck beglückt und seinem Tiramisu noch ein Sahnehäubchen aufgesetzt. Nachmittags hat man der Brettljause den Garaus gemacht und es für keine Schnapsidee gehalten, ihr einen Obstler hinterherzuschütten. Nun riecht man den Braten, der einem um Mitternacht noch im Magen liegen wird, und macht sich ein bissel Sorgen, ob die Chips, die man sich zum Fernsehen hineinzwitschern will, überhaupt noch in einen hineinpassen. Was für eine Henkersmahlzeit.

Ein paar Stunden später beginnt nicht nur der Start in eine neue Woche, es beginnt das neue Leben. Man trinkt einen schwarzen Kaffee auf die guten Aussichten, steigt, wo immer es geht, die Stufen zum Glück, das vor einem liegt, hinauf, bestellt einen Salat mit Putenstreifen in der Kantine und versucht sich in die Karotte zu verlieben, die man sich auf dem Weg ins Büro gekauft hat. Abends beruhigt man seinen Magen, der einen zum Dank dafür anknurrt, und schon ist man wieder auf dem Holzweg, weil man glaubt, für all das eine Belohnung verdient zu haben.

Der Heißhunger tut alles, um diesen Glauben zu verstärken. Attacke, ruft er, durchbricht die psychische Schutzmauer, setzt sich im Kopf fest und legt dort den Schalter wieder um. Klick. Schokolade, flüstert er, und schon folgt man ihm. Während der Verstand sagt: Bewege dich auf keinen Fall Richtung Küche, ist der Körper schon dort. Dass man den Kühlschrank so leer geräumt hat wie das Schokoladeversteck, empfindet man als Ungerechtigkeit des Himmels. Man stellt die Küche auf den Kopf, als hätte man seit Tagen nichts zwischen die Zähne bekommen.

Irgendwann findet man ihn, den vergessenen Schatz. Er ist rechteckig und edelbitter. Das erste Stück schmilzt im Mund und macht Lust auf mehr. Ein paar Minuten später ist von der Tafel nur noch die Verpackung übrig. Und von der Konsequenz am Morgen überhaupt nichts. Man verbringt die Nacht mit der Reue und schwört im Halbschlaf: Wenn ich aufwache, fängt ein neues Leben an. Wirklich.

Der AMB®-Tipp:

Sich am Vortag des Starts ins leichtere Leben mit einem letzten sündigen Abendmahl zu belohnen endet oft mit der Morgen-Diät: Sie beginnt immer morgen. Dafür sorgt der Heißhunger, der wiederum die Disziplin auf eine harte Probe stellt. Sie helfen ihr nicht, indem Sie von hundert auf null schalten. Unterstüzen Sie sie, indem Sie gesund essen und geduldig abnehmen.

7. Heißer Hunger, kühler Kopf

Mediziner unterscheiden drei Formen von Heißhunger. Rein körperlich ist er häufig ein Signal für eine Unterzuckerung. Psychisch wird er von Stress und negativen Gefühlen gemästet. Und um in der Folge die Stimmung wieder zu heben, fleht das Gemüt um etwas Süßes. Drängen Körper und Geist gleichzeitig zur sofortigen Nahrungsaufnahme, ergibt sich daraus eine physisch-psychische Mischform, gegen die anzukommen damit auch doppelt schwierig ist.

Fasten ist der Einberufungsbefehl des Heißhungers. Hungert man untertags, muss er abends zur Attacke blasen. Das kann man ihm nicht zum Vorwurf machen, so hat es die Natur eingerichtet, damit der Mensch überlebt. Gaukelt man dem Körper, der ja in seiner Funktionsweise immer noch in der Steinzeit lebt, eine Hungersnot vor, schlägt er Alarm: Mayday, Mayday, Ebbe in der Futterschüssel. Stoppen lässt sich der Heißhunger nur von einem Sättigungsgefühl, das signalisiert: Der Kalorienverlust ist ausgeglichen. Fürs Abenehmen heißt das: Man muss den Heißhunger in seiner Naturgewalt austricksen und ihn glauben machen, dass man genug im Magen hat. Es klingt ein bisschen abstrus, aber es geht: Man kann mit vollem Bauch abnehmen.

Stellen Sie sich ein Auto mit leerem Tank vor. Es steht auf seinen vier Rädern, die es ausschließlich zur Fortbewegung hat, und rührt sich nicht. Ein Auto, das keinen Treibstoff bekommt, ist ein totes Auto. Bekommt es den falschen Treibstoff, wird es noch eine Zeit lang vor sich hintuckern, früher oder später aber langsamer werden und schließlich liegen bleiben. Unser Stoffwechsel funktioniert genauso. Liefert man ihm keine Nahrung, hat er keine Energie und kann nicht arbeiten. Füttert man ihn mit den falschen Lebensmitteln, macht ihn das träge, bis er Blockaden aufbaut, die den Stoffwechsel irritieren und irgendwann sogar Befindlichkeitsstörungen hervorrufen.

Es ist also nicht nur wichtig, den Hunger zu stillen. Entscheidend ist, mit welchen Lebensmitteln man das tut. Man muss den Feind kennen, um ihn unterkriegen zu können. Hat man die Nahrungsmittel identifiziert, die im Stoffwechsel Blockaden aufbauen, ist der Rest eine Art Dominoeffekt. Streicht man das Falsche vom Speiseplan, hat man den Heißhunger abgewehrt und den inneren Schweinehund zum Rückzug gezwungen. Eine Hürde nach der anderen ist gefallen, Sieg auf ganzer Linie.

Von da an herrscht Friede zwischen Körper, Geist und Seele, und es herrscht Gleichgewicht im gesamten Organismus. Ohne Heißhunger isst man gerade so viel, wie man braucht, um satt zu sein. Ohne Stress reduziert man damit die Reserven, die als Notrationen gehortet wurden, und zwar nicht nur an den Problemzonen, sondern auch noch gleichmäßig. Und ohne sich zu kasteien, erreicht man sein Idealgewicht und kann es auch noch halten. Gesünder kann man nicht schlanker werden.

Der AMB®-Tipp:

Reduziert man nur den Kalorienverbrauch, meldet sich der Heißhunger. Er hat die Aufgabe, dem Körper jene Kalorien zu besorgen, die Sie ihm verwehren. Deshalb darf man ihn nicht darben lassen. Füttern Sie ihn weniger, dafür öfter und mit den richtigen Speisen.

8. AMB – was ist das?

Es sind drei Buchstaben, die zum Erfolg führen. AMB steht für „Abnehmen mit Bioresonanz" und damit für eine Methode, stressfrei, gesund und vor allem ohne Hungergefühl abzunehmen. Kontinuierlich und rund ein Kilo pro Woche. Weil die AMB-Methode die Einzigartigkeit und die Lebensumstände jedes Menschen berücksichtigt, kann auch tatsächlich jeder mit diesem Konzept sein Idealgewicht erreichen und halten. Es nagen einem keine kleinen Trolle an den Magenwänden, die innere Stimme schreit nicht: „Mach sofort den Kühlschrank auf!", und das Gemüt hat seine Launenhaftigkeit in Pension geschickt.

AMB ist keine Doktrin, kein Mahnmal des Darbens, keine Hitliste der Verbote. Es ist eine erprobte Praktik und eine Lebensweise, die vermittelt: Schau dir das an, es wird dir guttun, und wenn du dich daran hältst, bekommt der Zeiger der Waage vor lauter Respekt einen Linksdrall. Entwickelt habe ich das Konzept mit meinem Mann, Medizinalrat Dr. Alfred Klabuschnigg. Die Erfahrung hat also auch den nötigen medizinischen Hintergrund. In gut 20 Jahren behandelten wir Tausende Kunden, und das Faszinierende dabei: Die Erfolgsquote bei jenen, die die AMB-Methode korrekt und dauerhaft anwenden, liegt bei 100 Prozent. Wer AMB richtig anwendet, wird schlank.

AMB verbindet die alternativ-medizinische Methode der Bioresonanz mit ernährungswissenschaftlichen Erkenntnissen und berücksichtigt, dass physikalische Abläufe im Körper den chemischen übergeordnet sind. Das heißt ins Praktische übersetzt: Alles rund um uns liefert Informationen an den Körper und diese Information muss nur richtig ankommen.

Die Informationen, die die Nahrungsmittel an ihn senden, beeinflussen alle Abläufe, die im Stoffwechsel vor sich gehen. Mitunter kommen aber die Informationen, wie durch einen Störsender irritiert, falsch im Körper an. Durch diese Fehlinformationen bauen bestimmte Lebensmittel dann energetische Blockaden auf, die den Stoffwechsel an der reibungslosen Arbeit hindern. Und solche Blockaden verzögern die Gewichtsreduktion oder boykottieren sie komplett.

So kann es zum Beispiel sein, dass man Weizen nicht wirklich gut verträgt, das aber gar nicht weiß, weil es ja nicht wehtut. In diesem Fall wird einem das Abnehmen schwerfallen, weil der Weizen sozusagen einen biophysikalischen Hemmschuh darstellt. Diese Blockaden bei den Menschen aufzuspüren ist die Grundlage der AMB-Methode, die auf drei Säulen aufgebaut ist:

Test:

Mittels Körperimpedanzmessung testen wir mehr als 400 Lebensmittel und Nahrungszusatzstoffe mit dem AMB-Bioresonanzgerät aus. Alle Lebensmittel, die Blockaden im Stoffwechsel auslösen, werden erkannt und erfasst. Das ist der detektivische Teil.

Therapie:

Die AMB-Bioresonanztherapie löst die Blockaden, der Körper kann somit eine breite Toleranz gegenüber den unverträglichen Nahrungsmitteln aufbauen. Die Fehlinformationen werden ausgeglichen. Heißhungerattacken, Entzugserscheinungen und vor allem der gefürchtete Jo-Jo-Effekt bleiben aus. Es ist eine ganzheitliche Therapie, durch die eine gesunde und stresslose Gewichtsreduktion erst möglich wird. Das ist der entspannende Teil.

Beratung:

Nach jüngsten wissenschaftlichen Erkenntnissen erstellen wir der ersten Therapie folgend eine persönlich abgestimmte und typengerechte Ernährungsinformation, bei der Geschlecht, Alter und Lebensgewohnheiten berücksichtigt werden. Wir errechnen den Arbeitsumsatz; Fett, Eiweiß, Kohlenhydrate, Vitamine, Spuren- und Mengenelemente werden in den Ernährungsplan optimal eingebunden. Das ist der leckere Teil.

Der AMB®-Tipp:
Mit der AMB-Methode können Sie pro Woche ein Kilo abnehmen. Lassen Sie sich nicht entmutigen, wenn Sie von diesem Richtwert abweichen, jeder Mensch ist anders und hat daher auch sein eigenes Tempo.

8.1. Selbsttest

Es gibt viele Anzeichen für Lebensmittelblockaden. Am deutlichsten zeigen sie sich, wenn man eine Diät macht, aber trotzdem nicht abnimmt. Weitere Symptome sind Trägheit oder Müdigkeit. Herkömmliche Diäten gehen nicht auf diese Blockaden ein. Der Selbsttest hilft Ihnen herauszufinden, wie geeignet AMB für Sie ist.
Welche Ausagen treffen auf Sie zu und welche nicht?

- Ich möchte abnehmen, aber es gelingt nicht.
- Ich fühle mich müde und ausgelaugt.
- Wenn ich mit einer Diät beginne, fühle ich mich wie aufgeblasen.
- Trotz Ernährungsumstellung speichert mein Körper Flüssigkeit.
- Im Kopf bin ich bereit für eine Veränderung, aber mein Körper ist dagegen.
- Ich betreibe Sport und ernähre mich gesund, verliere aber kein Gramm Gewicht.
- Ich habe einen stressigen Beruf, eine Diät kommt nicht infrage.
- Ich habe hormonelle Probleme, versuche alles, aber nichts funktioniert.
- Ich habe ein Schilddrüsenproblem, die herkömmlichen Diäten haben nichts gebracht.

- Ich bin Allergiker und falle immer in alte Gewohnheiten zurück.
- Ich bin Diabetiker und nehme eher zu, obwohl ich die Regeln beachte.
- Ich bin zu alt, da kann man Gewicht nicht mehr gut reduzieren.
- Ich bin noch nicht erwachsen, deshalb darf ich noch keine Diät machen.
- Ich bin Sportler, meine Muskeln müssen erhalten bleiben.
- Ich habe Verdauungsstörungen und fühle mich schlecht.
- Ich fühle mich energielos.
- Ich bin übergewichtig.
- Ich möchte mich gesund ernähren.
- Ich möchte meine Figur formen.
- Ich leide an Befindlichkeitsstörungen.
- Ich habe Probleme, mein Gewicht zu halten.

Der AMB®-Tipp:
Wenn Sie sich in mehr als fünf Aussagen wiederfinden, ist die AMB-Methode für Sie geeignet.

9. Eiweiß – Baustoff, der die Fettzellen leert und die Figur formt

Eiweiß ist der Schlüssel zum Wunschgewicht. Die gute Nachricht gleich vorweg: Eiweiß leert die Fettzellen und knabbert vor allem, das ist so was wie seine Lieblingsspeise, die unnötigen Fettröllchen an. Das heißt: Mit einer eiweißreichen Ernährung nimmt man nicht nur ab, man nimmt an den richtigen Stellen ab und formt damit die Figur.

Genau das ist ein Punkt, den man bei herkömmlichen Diäten oft vermisst. Meine Kunden beklagen sich immer wieder, dass sie zwar Gewicht verloren haben, die Proportionen aber unverändert geblieben sind. Einfach nur weniger Kilos auf die Waage, aber nicht mehr Figur zum Vorschein zu bringen ist eben doch nur der halbe Erfolg. Eiweiß ist also nicht nur der Schlüssel zum Wunschgewicht, sondern auch zur Wunschfigur.

Mit der richtigen Tagesmenge an Eiweiß kann man die Abnehmerei in die richtige Richtung steuern. Und man fährt gleich auf drei Spuren ins Ziel ein: Man nimmt gesund ab, man wird nicht nur schlanker, sondern auch schöner, und man ist bei all dem auch noch gut drauf. Eiweiß ist nämlich auch der Bestandteil der Nahrung, der einen ziemlich fit und munter macht.

Nach allem, was Eiweiß dem Körper an Gutem tut, ist es durchaus höflich, sich zu fragen, wo seine Talente eigentlich herkommen, und das Wunderding selbst zu Wort kommen zu lassen.

Gestatten, Eiweiß unser Name:
Wir sind, um uns einmal ganz formell vorzustellen, aus Aminosäuren aufgebaute, biologische Makromoleküle, man nennt uns auch Proteine. Aber so einfach sind wir nicht über den Kamm zu scheren, für einen Laien stellen wir einen eher wilden Haufen kompliziert definierter Untergruppen dar. Von uns als Eiweiß spricht man

dann, wenn mehr als 100 Aminosäuren miteinander verknüpft sind. Sind es weniger, bezeichnet man die Verbindungen als Peptide. Manche von uns sind einfache Eiweiße, die ausschließlich aus Aminosäuren zusammengesetzt sind, andere sind komplexe, in der Fachsprache heißt das konjugierte, Eiweiße, die auch Nichteiweißgruppen, zum Beispiel Kollagen oder Elastin, enthalten. So viel zu unserem chemischen Innenleben, das vielleicht etwas verwirrend ist, wenn man nicht als Eiweiß geboren wird.

Unsere Aufgabe ist wesentlich leichter erklärt: Wir verleihen allen Zellen ihre Struktur und sind damit für die Beschaffenheit des Gewebes und des gesamten Körperbaus verantwortlich. Außer den Bau und die Funktion aller lebenden Zellen und allen Gewebes zu bestimmen, halten wir auch als Baustein sämtlicher Enzyme und verschiedener Hormone, wie etwa des Insulins, her. Wir sind für die Bildung unterschiedlicher Transport- und Speichermoleküle in Blut und Gewebe unerlässlich. Wir fungieren im Immunsystem als Antikörper und im Blut als Gerinnungsfaktor. Und wir liefern Energie.

In der Menschenwelt würde man sich bei so einer Jobbandbreite schon einmal auf ein Burn-out gefasst machen und bei der Krankenkassa um eine Kur ansuchen. An so was braucht man als Eiweiß gar nicht zu denken. Wir erfüllen unsere Aufgaben seit Menschengedenken ohne Murren, die Natur ist ein unerbittlicher Arbeitgeber.
Das war's in aller Kürze, danke für Ihre Aufmerksamkeit.

Der kleine Vortrag macht schon recht deutlich, was für grandiose Mitarbeiter einem beim Abnehmen helfen können. Und auf einmal ist man gern bereit, den Eiweißen ein bisschen unter die Arme zu greifen. Konzentriert man sich einmal nur auf ihre Funktion als Figurformer, sieht man, dass sie vom Menschen vor allem eins brauchen: dass er seinem Körper über die Nahrung Tag für Tag die optimale Menge an Eiweiß-Nachschub zuführt.

Der Grund dafür ist ein Kreislauf, den man sich vereinfacht so vorstellen kann: Täglich werden ungefähr 250 Gramm Eiweiß abgebaut, unter anderem weil Zellen absterben. Dieser Prozess setzt Aminosäuren frei, die teilweise wiederverwertet, teilweise abgebaut werden, weshalb neue aufgenommen werden müssen. Schludert man bei der täglichen Anlieferung, führt das zu einem Eiweißmangel, der in weiterer Folge dick macht. So nebenbei ist er übrigens auch oft die Ursache für Haarausfall oder Muskelschwäche. Ernährt man sich dagegen proteinreich, bedankt sich das Eiweiß für die Unterstützung umgehend. Es verringert das Gewicht, schaut dabei auf die Silhouette und vermehrt die guten Gefühle. Weniger Kilos, weniger schlechte Laune, mehr Figur, mehr Agilität. So erfreulich sind Bilanzen heutzutage nicht überall.

Um die Tagesmenge an Nachschub richtig zu dosieren, hilft eine Faustregel: 1 bis 1,3 Gramm pro Kilogramm Körpergewicht Eiweiß sind optimal. Mehr sollte es nicht sein, weil sonst Nierenschäden nicht auszuschließen sind. Diabetiker ziehen am besten bei 0,5 bis 0,6 Gramm den Schlussstrich, Hochleistungssportler können ihrem Körper, nach Absprache mit dem Arzt, bis zu 2 Gramm gönnen.

Ein Rechenbeispiel als Richtwert: Ein gesunder Mensch, der sein Gewicht halten möchte, braucht täglich ungefähr 0,8 Gramm Eiweiß pro Kilogramm Körpergewicht. Wiegt man also 70 Kilo, macht das 56 Gramm Eiweiß pro Tag. Ideal ist eine Kombination aus einem Drittel tierischen und zwei Drittel pflanzlichen Proteinen. Das ermöglicht eine Fettverbrennung, als wäre der Körper ein kalorisches Kraftwerk.

Tierische Eiweiße liefert man dem Körper, indem man Fleisch, Eier, Milchprodukte oder Fisch isst. Pflanzliche stecken in Gemüse, Getreide oder Sojaprodukten. Studien haben bereits im Jahr 1914 ergeben, dass tierisches Eiweiß hochwertiger ist. Tatsächlich kommt es aber nur auf den Anteil der Aminosäuren an. Mit wenigen hochwertigen Pflanzenproteinen, zum Beispiel aus Erdäpfeln, kann man sich genauso gut ernähren. Jemand, der kein Fleisch isst, wird also nicht benachteiligt. Vegetarier und Veganer können auch auf eine Kombination aus Hülsenfrüchten und Getreide ausweichen.

Eine proteinreiche Mahlzeit kann zum Beispiel aus 150 Gramm gegrillter Hühnerbrust (35 g Eiweiß) und 150 Gramm Linsensalat (35 g Eiweiß) bestehen. Und schon hat man 70 Gramm Proteine zu sich genommen, die den Körper formen, als wären sie Bildhauer, die eine Statue meißeln.

Hat man mehr Lust auf Fisch, angelt man sich zum Beispiel einen Lachs. Er hat nicht nur die guten Omega-3-Fettsäuren, sondern besonders viele Proteine. 150 Gramm enthalten 27,6 Gramm tierisches Eiweiß, 9,5 Gramm Fett und 196 Kalorien. Vegetarier könnten sich Gemüse und Vollkornteigwaren servieren: 210 Gramm enthalten 12,1 Gramm pflanzliches Eiweiß, 2,3 Gramm Fett und 291 Kalorien.

Weil es im Körper keinen speziellen Speicher für die Eiweiße und Aminosäuren gibt, werden die überschüssig zugeführten Stoffe abgebaut und liefern Energie. Oder sie werden in Glucose und Fettsäuren umgewandelt, wobei unter anderem Harnstoffe entstehen. Trinkt man genug, ist ein mäßiger Eiweiß-Überschuss unbedenklich.

Der AMB®-Tipp:

Mit Eiweiß macht man eine gute Figur. Die Faustregel für eine Gewichtsreduktion nach der AMB-Methode lautet: drei Mal pro Woche Fisch, zwei Mal pro Woche weißes Fleisch. Am besten sind die Bruststücke von Pute oder Huhn.

Pflanzliches Eiweiß	**kcal**	**Eiweiß**	**Fett**
300 g Sojabohnen	450	18,6	4,8
150 g Sojabohnen	225	9,3	2,4
100 g Sojabohnen	150	6,2	1,6
50 g Sojabohnen	75	3,1	0,8
100 g Vollkorn-Dinkelbrot 100 %	249	10,4	4,4
1 Stk. Joya – Sojagurt Waldbeere	130	6,0	1,5
1 Teller (ca. ¼ l) AMB – Grüne Schlank & Fit Suppe (Zubereitung siehe Kapitel Rezepte)	30	5,0	1,0
100 g Eierschwammerl getrocknet	120	16,4	5,2
100 g Steinpilz getrocknet	150	27,2	3,0

150 g Steinpilz natur	30	5,4	0,6
100 g Linsen (nur gekocht) ev. mariniert	455	34,5	2,1
150 g Zuckererbsen	36	2,4	0,1
1 Glas Kichererbsen (De Rit)	504	25,6	9,0
1 Packung Soja-Knabberlinge (Allos) aus dem Reformhaus	186	19,3	6,1
¼ l Sojamilch (zuckerfrei)	52	4,5	1,9
210 g Vollkornteigwaren ohne Eier gek.	290	12,0	2,3
210 g Nudeln aus Hartweizengrieß	314	11,0	1,1

Hohes tierisches Eiweiß	**kcal**	**Eiweiß**	**Fett**
300 g Gouda 0,2 % Fett	462	114,0	0,6
150 g Gouda 0,2 % Fett	231	57,0	0,3
100 g Gouda 0,2 % Fett	154	38,0	0,2
50 g Gouda 0,2 % Fett	77	19,0	0,1
1 Dose Thunfisch Vier Diamanten	228	50,7	2,7
1 Dose Thunfisch Rio Mare 160 g naturell	171	40,0	1,3
1 Fastenjoghurt nature 200 g	90	10,4	0,2
1 Fastenjoghurt nature 400 g	180	20,8	0,4
1 Fastenjoghurt nature 500 g	225	26,0	0,5
100 g Putenbrustschinken Wiesbauer	90	19,0	1,0
100 g Putenbrust gegrillt (Herta)	106	21,0	2,0
100 g Saunaschinken	139	19,3	6,7
100 g Toastschinken	118	20,0	4,3
150 g Forelle geräuchert	180	32,6	5,4
75 g Forelle geräuchert	90	16,3	2,7
150 g Forelle	170,0	30,8	5
100 g Garnelen	101	20,0	1,4
150 g Bachsaibling	145	29,0	3,2
150 g Goldbrasse	145	30,0	1,5
3 Stk. Jakobsmuscheln	100	14,0	1,1
3 Stk. Jakobsmuscheln (in Öl beim Italiener)	100	14,0	10,0
75 g Lachs geräuchert	105	14,6	5,0
150 g Lachs geräuchert	210	29,2	10,0
70 g Räucherlachs	175	20,0	8,5
150 g Seezunge gegrillt	200	26,0	8–10
150 g Zander gegrillt	200	29,0	8–10

10. Kalorien – die Mengen-Lehre

Müsste man Kalorien aufzeichnen, käme dabei vermutlich etwas Böses mit langen Zähnen heraus. Willkommen sind sie dort, wo Hunger herrscht, in der Genussgesellschaft, wo man sie im Überfluss an sich kleben hat, wünscht man sie eher zum Teufel. Was jetzt natürlich einigermaßen ungerecht ist. Schließlich können die Kalorien an sich ja nichts dafür, dass man einen Zorn auf sie hat. Es liegt an jedem von uns, sie sich zum Freund oder Feind zu machen.

Tatsache ist: Lässt man zu, dass Kalorien zu oft in Massen auftreten, kann man sich schon einmal darauf einrichten, irgendwann neue Körperstellen begrüßen zu müssen, die sich ungefragt zu denen, die man wirklich braucht, gesellt haben. Schafft man es, Kalorien in Maßen an sich heranzulassen, darf man sich gratulieren.

Einfach nur weniger zu essen hat allerdings keinen Sinn. Bekommt der Körper nicht genug zum Beißen, holt er sich mithilfe des Heißhungers, was man ihm vorenthalten hat. Kalorien muss man mit Hirn reduzieren.

Der Tagesbedarf an Kalorien trägt keine absolute Zahl. Wer sich viel bewegt, braucht mehr, wer den ganzen Tag am Schreibtisch sitzt, weniger. Bei Sportlern ist ausschlaggebend, welche Sportart sie ausüben und wie intensiv sie trainieren. Und auch das Alter spielt eine entscheidende Rolle. Ab dem 30. Lebensjahr sollte man 200, ab dem 50. schon 400 Kalorien einsparen. Und die am besten in Form von Fetten und falschen Kohlenhydraten. Helles Brot kommt deshalb lieber nicht mehr auf den Tisch und schon gar nicht in den Magen.

Ein Mensch, der sein Gewicht bloß halten will, braucht durchschnittlich 1.800 bis 2.200 Kalorien täglich. Auf welche Marke man sich genau einpendeln soll, entscheiden Geschlecht, Alter, Gewicht, Beruf und Lebensgewohnheiten. Das richtige Verhältnis von Eiweiß, Fett, Kohlenhydraten, Vitaminen, Spurenelementen und Mineralstoffen wird von der Nährstoffdichte bestimmt. Dazu zwei Beispiele:

Eine 40-jährige Dame mit 60 Kilo, die die meiste Zeit im Büro sitzt, nur mäßig Sport treibt und keine Stoffwechselerkrankung hat, wird mit 1.750 bis 1.850 Kalorien pro Tag weder zu- noch abnehmen. Will sie sich gesund ernähren, sollte sie ihrem Körper pro Tag 48 bis 50 Gramm Eiweiß und nicht mehr als 50 Gramm Fett zukommen lassen.

Ein 40-jähriger Mann mit 80 Kilo, der die meiste Zeit im Büro sitzt, nur mäßig Sport treibt und keine Stoffwechselerkrankung hat, hat gute Chancen, sein Gewicht mit 2.300 bis 2.500 Kalorien pro Tag zu halten. Will er sich gesund ernähren, sollte er seinen Körper pro Tag mit 60 bis 70 Gramm Eiweiß und nicht mehr als 70 Gramm Fett versorgen.

Bei Kindern und Jugendlichen hängt der Tagesbedarf an Kalorien von ihrem Alter und ihrer Entwicklung ab. Will man ihn nicht nur über den Daumen schätzen, lässt man Experten ans Werk. Bei der AMB-Methode ist dieser Service fix inkludiert. Das Kalorien-Eiweiß-Fett-Verhältnis ist die Grundlage des individuellen Ernährungsplans.

Der AMB®-Tipp:

Die Kalorienmenge spielt beim Abnehmen die Hauptrolle. Den reduzierten Tagesbedarf nicht zu überschreiten ist das erste Gebot beim Abnehmen. Aber nicht das einzige. Kalorien geben den Energiegehalt oder Brennwert der Nahrung an, sie sagen noch nichts über die richtige Zusammensetzung der Nährwerte aus.

11. Kalorien und ihr Gehalt

1 Gramm Eiweiß hat 4,2 kcal, 1 Gramm Kohlenhydrat 4,2 kcal, 1 Gramm Fett 9,3 kcal. Man braucht kein Mathematiker zu sein, um sich ausrechnen zu können, was das für die Zukunft heißt: Will man sie erleben, muss das fette Leben ein Ende haben.

Und zwar völlig egal, ob man sein Gewicht halten oder verringern will. Dieser Unterschied liegt bloß in der täglich erlaubten Kalorienmenge. Wesentlich für beide Ziele ist, wie die Nahrung, mit der man die Tagesration an Kalorien erreicht, zusammengesetzt ist.

Nehmen wir an, der 40-jährige Herr, der 80 Kilo wiegt, meistens am Schreibtisch sitzt und wenig Sport treibt, ernährt sich wie folgt:

Jause:	Zwei Semmeln mit je 125 g Leberkäse: 750 kcal, 39 g Eiweiß, 66 g Fett 1 Liter Cola: 460 kcal
Mittagessen:	Eine Portion Rostbraten (230 g): 600 kcal, 40 g Eiweiß, 45 g Fett Dazu 150 g Braterdäpfel: 300 kcal, 4 g Eiweiß, 20 g Fett
Nachspeise:	Ein Magnum-Eis: 300 kcal, 4 g Eiweiß, 18 g Fett
Zwischendurch:	Kaffee mit Milch und ein Stück Krapfen: 260 kcal, 4 g Eiweiß, 13 g Fett

In Summe macht das 2.670 Kalorien, 91 Gramm Eiweiß und 162 Gramm Fett. Und das noch ganz ohne Frühstück und Abendessen, was bei seinem Geschmack noch einmal 700 bis 1.000 Kalorien, 20 Gramm Eiweiß und 30 bis 50 Gramm Fett ausmachen wird. Die Zusammenstellung seines Speiseplans mit seinem hohen Fettgehalt kann man guten Gewissens ungesund nennen. Auf die Art wird der Herr seine Schwierigkeiten haben, sein Gewicht zu halten, und über kurz oder lang mit einer gesünderen Ernährung und geringem Fettanteil liebäugeln.

Was man sich dabei gönnen darf und was man lieber weglassen sollte, zeigt der folgende Tagesspeiseplan. Die Mengenangaben sind dabei auf Frauen bezogen, weil sie mit weniger auskommen müssen. Als Mann hat man den Vorteil, zumindest eineinhalb Mal so viel essen zu dürfen – und trotzdem nicht zuzunehmen.

Frühstück: Ein großer Cappuccino: 40 kcal, 2,5 g Eiweiß, 2,5 g Fett
Eine Scheibe Dinkelbrot Vollkorn (einen halben Zentimeter dick) mit Leicht margarine: 130 kcal, 4,5 g Eiweiß, 3 g Fett

Zwischendurch: Ein Fastenjoghurt natur (200 g): 92 kcal, 10,4 g Eiweiß, 0,2 g Fett
oder Sojajoghurt natur (125 g): 105 kcal, 5 g Eiweiß, 2,1 g Fett
dazu ein Apfel (100 g): 50 kcal, 0,3 g Eiweiß, 0,4 g Fett
Das Joghurt ist auch nachmittags ein idealer Pausensnack.

Mittagessen: Tafelspitz (150 g): 320 kcal, 35 g Eiweiß, 20 g Fett
dazu gekochte Erdäpfel in der Schale (150 g): 110 kcal, 3 g Eiweiß, 0,3 g Fett
oder Petersilerdäpfel (150 g): 200 kcal, 3 g Eiweiß, 12 g Fett
einen Linsensalat (150 g) mit einem halben Esslöffel Öl, Essig, eventuell Süßstoff: 180 kcal, 13 g Eiweiß, 5 g Fett
oder eine kleine Schüssel Blattsalat: 50 kcal, 3 g Eiweiß, 3 g Fett

Abendessen: Eine Dose Thunfisch naturell (160 g) mit Tomate, Zwiebel, Paprika, Essig und Öl: 200 kcal, 42 g Eiweiß, 7 g Fett

Die Energiebilanz dieser Mahlzeiten ist ermunternd, die Aussichten auf die Zukunft gesund. Steigt unser beispielhafter Herr auf diese Art der Ernährung um, wird er sich neue Anzüge nur dann zulegen müssen, wenn er findet, dass seine alten aus der Mode sind. Und er wird erstmals das satte Gefühl der Zufriedenheit in sich spüren.

Der AMB®-Tipp:
Kalorien wahllos einzusparen bringt Sie vielleicht kurzfristig an Ihr Zielgewicht. Es mit Sicherheit zu erreichen und dauerhaft zu halten gelingt nur mit dem richtigen Verhältnis von Eiweiß, Fett, Kohlenhydraten, Vitaminen, Spurenelementen und Mineralstoffen.

12. Die Nährstoffdichte – Zauberformel fürs Abnehmen

Als der Mensch sein Abendessen noch jagen und sammeln und deshalb ständig auf den Beinen und hinter einem Mammut her sein musste, brauchte er einen Futtertrog, aus dem sich heute eine kleine Büromannschaft ernähren könnte. Seltsamerweise tut man Jahrtausende später, da die Anstrengungen des Alltags darin bestehen, Aktenberge zu bezwingen, noch immer so, als hätte man sich Mammutportionen verdient.

Seit Auto, Fernseher und Computer erfunden sind, stimmen Essgewohnheiten und Energiebedarf nicht mehr überein. Kein Mensch, außer vielleicht ein Holzfäller in Kanada, der nach der Arbeit noch für einen Marathon trainiert und daheim einen mittleren Harem warten hat, ist noch so viel in Bewegung wie einst. Der Fortschritt der Technik hat ein Fortschreiten der Bequemlichkeit mit sich gebracht. Man rennt keiner Beute mehr hinterher, sondern dem Erfolg. Man liegt nicht mehr sprungbereit auf der Lauer, sondern erschöpft auf der Couch. Man zückt nicht mehr den Speer, um Essen zu besorgen, sondern die Geldspange im Supermarkt.

Was für Vergleiche, mag man jetzt denken, da liegen immerhin ein paar Jährchen dazwischen, man nennt sie Evolution. Stimmt schon. Aber der Kopf ist dem Körper da weit voraus. Was das Hirn längst kapiert hat, ist im Körper noch lange nicht über die Bühne. Er funktioniert in seinen Grundzügen fast wie eh und je. Nur wird er nicht mehr von der Notwendigkeit, sondern von der Gier getrieben. Und deren Wesen ist es, immer mehr zu wollen, als man eigentlich braucht. So viel zum geistigen Überbau des Dilemmas zwischen Genuss und genug.

Was sich über Tausende Jahre hinweg allerdings nicht geändert hat, ist der Bedarf des Menschen an essenziellen Nährstoffen. Jeder dieser Nährstoffe hat bestimmte Aufgaben im Körper. Eiweiß,

Mineralstoffe und Spurenelemente sind unter anderem für Aufbau und Erhalt der Zellen verantwortlich. Fette und Kohlenhydrate liefern Energie. Ballaststoffe fördern die Verdauung und sorgen für eine lang anhaltende Sättigung. Vitamine regeln die Abläufe im Stoffwechsel. Und sie alle sind lebensnotwendig.

Bekommt der Körper von irgendwas zu wenig, wird es ihm irgendwann zu viel. Mangelerscheinungen machen auf Dauer krank. Deshalb geht es beim gesunden Abnehmen auch darum, die Kalorien, nicht aber die Nährstoffe zu reduzieren. Worum man dabei nicht herumkommt, ist die sogenannte Nährstoffdichte. Sie gibt die Menge eines Nährstoffes in einem Lebensmittel in Relation zu dessen Energiegehalt an. Berechnen lässt sich die jeweilige Nährstoffdichte mit folgender Formel:

Nährstoffdichte = Gehalt des Nährstoffs (pro 100 g) : Energiegehalt (kcal)

Will man zum Beispiel in Bezug auf den Eiweißgehalt wissen, ob ein Schweinefilet oder eine Stelze die bessere Wahl wäre, schlägt man in einer Ernährungsfibel den Eiweißanteil nach und dividiert ihn durch den Brennwert:

100 g Schweinefilet haben einen Eiweißgehalt von 21,5 g und 104 kcal. Das macht eine Nährstoffdichte von 0,21g/kcal.

100 g Stelze haben 19 g Eiweiß und 186 kcal und damit eine Nährstoffdichte von 0,1g/kcal.

In Bezug auf Eiweiß hat also das Schweinefilet eine mehr als doppelt so hohe Nährstoffdichte wie die Stelze. Dann muss man nur noch den Gusto auf die Stelze überwinden und schon ernährt man sich gesünder.

Je höher die Nährstoffdichte ist, desto besser. Lachs enthält zum Beispiel sehr hochwertiges Eiweiß, Omega-3-Fettsäuren und Niacin, ein Vitamin aus dem B-Komplex, und hat dadurch eine hohe Nährstoffdichte. Eine 125 Gramm schwere Bratwurst hingegen hat mit 550 Kalorien einen hohen Energiewert, mit 33 Gramm einen hohen Fettanteil, noch dazu einen aus vorwiegend gesättigten

Fettsäuren, und dadurch eine niedrige Nährstoffdichte. Die Rechnung ist einfach: Der Vergleich macht einen sicher.

Der AMB®-Tipp:

Die Nährstoffdichte gibt die Menge eines Nährstoffes in einem Lebensmittel in Relation zu dessen Energiegehalt an. Mit dieser einfachen Formel können Sie sich ausrechnen, wie gesund Sie abnehmen.

13. So zieht man Energiebilanz

Sie schaut so verführerisch aus, wie sie da auf dem Tisch liegt. Eine kurvige Blonde, die die Sinne benebelt und einem den letzten Funken Verstand raubt. Sämtliche Vorsätze, nie wieder von ihresgleichen verführt werden zu wollen, sind vergessen und man denkt nur noch an das eine. Jede Warnung ist zwecklos, man kann die Finger einfach nicht von ihr lassen. Man greift zu und vernascht sie, die Salamisemmel. Und schon ist die Energiebilanz negativ.

Die Energiebilanz ist die Differenz zwischen Energieverbrauch und Energiezufuhr und ein wichtiger Begriff, wenn man abnehmen will. Positiv ist sie dann, wenn man nicht mehr isst, als der Körper braucht. So weit, so logisch. Doch ein kleiner Ausrutscher genügt und prompt nimmt man zu.

Bemühen wir wieder unsere 40-jährige Dame mit 60 Kilo, die die meiste Zeit im Büro sitzt, nur mäßig Sport treibt und keine Stoffwechselerkrankung hat. Würde sie mit ihrem Tagesbedarf von 1.750 Kalorien, 50 Gramm Eiweiß und 50 Gramm Fett der Versuchung, die Salamisemmel zu vernaschen, nachgeben, hätte sie ihre Energiebilanz mit ein paar Bissen zunichtegemacht. Nach kurzem Genuss bliebe ihr die Reue in Form von 400 Kalorien, 25 Gramm Fett, aber nur 15 Gramm Eiweiß zusätzlich. Kein gutes Verhältnis. Und eine noch schlechtere Nährstoffdichte.

Der AMB®-Tipp:
Die Energiebilanz ist die Differnz zwischen dem, was Sie an Energie brauchen, und dem, was Sie sich an Energie zuführen. Essen Sie Lebensmittel mit hoher Nährstoffdichte, bleibt die Bilanz positiv und Sie nehmen ab.

14. Die Wahrheit über Kohlenhydrate

Es überkommt einen, wenn man so gar nicht damit rechnet. Zum Beispiel, wenn man eigentlich satt ist. Oder vor gerade einmal zwei Stunden einen Schokoriegel verputzt hat. Der Heißhunger ist so hinterlistig wie clever. Es setzt genau dort an, wo man eh schon im Wanken ist. Der Kopf wehrt sich, der Körper schreit nach Befriedigung. Anfangs flüstert ihm die Versuchung noch zu: Nimm dir, wonach dir ist. Bald darauf brüllt sie ihm ins Ohr: Bist du ein g'standener Organismus oder ein Weichei? Und der Körper greift zu, um nicht als Sklave der Vernunft dazustehen.

Und dann nimmt das Unheil seinen Lauf. Sofort nach dem ersten Bissen steigt der Blutzuckerspiegel. Die Bauchspeicheldrüse hat alle Hände voll damit zu tun, Insulin auszuschütten und den Zucker in die Körperzellen zu packen. Die Wirkung des Insulins zeigt sich, und zwar plötzlich. Der Blutzuckerspiegel sinkt wieder rapide ab. Und schon überkommt es einen wieder. Das süße Verlangen hat gewonnen und rüstet sich schon für den nächsten Angriff. Es giert nach Zucker und entfacht die Sehnsucht nach Kohlenhydraten.

Gestatten, Kohlenhydrat unser Name:
Wir sind, um uns einmal ganz formell vorzustellen, Energielieferanten. Wir sind auch Bestandteile von Schleimstoffen und kommen in Knochen und im Bindegewebe vor, aber das nur so nebenbei. In der Nahrung sind wir als Zucker und Stärke zum Beispiel in Mehl, Getreide, Brot, Gebäck, Nudeln, Reis, Erdäpfeln, Gemüse und Obst enthalten. Und es gibt uns in allem, was der Stoffwechsel in Zucker umbaut, zum Beispiel Alkohol. Insbesondere, das müssen wir schon ehrlich zugeben, im Bier.

Gut mit uns zusammenzuleben ist an sich nicht schwer, sofern man uns einmal ein bisschen kennengelernt hat. Grundsätzlich kann man uns in zwei Gruppen einteilen. Die sogenannten einfachen Kohlenhydrate, man trifft uns da zum Beispiel in Zucker, Weißmehl oder Obstsäften, sind von der schnellen Truppe. Wir werden hurtig aufgenommen und zögern auch nicht, den Blutzuckerspiegel rapide ansteigen zu lassen. Im Gegensatz dazu übereilen sich die komplexen Kohlenhydrate, die unter anderem in Vollkornprodukten oder Hülsenfrüchten enthalten sind, nicht. Wer von uns dieser Kategorie angehört, ist, so kann man das schon sagen, eine eher besonnene Natur und dafür da, langsam aufgenommen zu werden. Das liegt wohl auch daran, dass wir so viele unserer Ballaststoff-Kollegen im Schlepptau haben. So weit die grobe Unterscheidung.

Will man richtig mit uns Bekanntschaft schließen, kommt man um die Familienzweige der Mono-, Di-, Oligo- und Polysacchariden unter uns nicht herum. Nur kein Angst, wir wissen, dass man sich diese Nachnamen schlecht merken kann. Als Eselsbrücke dienen da unsere eingedeutschten Bezeichnungen von Einfach- bis Mehrfachzucker. Hanteln wir uns einfach von einem zum anderen durch:

Zu meinen Kollegen, den Monosacchariden, also dem Einfachzucker, gehören Glucose, Fructose und Galactose.

Die Glucose findet sich sowohl in pflanzlichen als auch in tierischen Lebensmitteln, zum Beispiel in dem Zweifachzucker Lactose. Wer aus diesem Stall kommt, liefert Energie im Laufschritt und hebt den Blutzuckerspiegel rasant.

Die Fructose ist in Obst oder Honig enthalten, aber auch Bestandteil von Haushaltszucker oder Süßungsmitteln. Weil Fructose den Blutzuckerspiegel langsamer ansteigen lässt als Glucose, ist sie auch für Diabetiker geeignet. Vor allem in der Leber wird die Fructose aber in Glucose umgewandelt. Zu viel davon, das sollte einem bewusst sein, ist für Diabetiker deshalb trotzdem nicht empfehlenswert. Bei Menschen mit einer erblichen Störung des Fructosestoffwechsels fehlt das entsprechende Enzym zur Aufspaltung des Fruchtzuckers. Diese Tatsache kann zu Unverträglichkeitsreaktionen führen und die Befindlichkeit in höchst unangenehmer Weise beeinflussen.

Die Galactose, auch Schleimzucker genannt, kommt unter anderem in der Lactose und hauptsächlich in Milchprodukten vor und ist damit auch nicht für jedermann verträglich. Manche Menschen können die Galactose nicht verwerten, der Grund dafür ist eine angeborene Stoffwechselerkrankung namens Galactosämie. Sie tritt bei einem von 40.000 Neugeborenen auf und bedeutet, dass eine lebenslange Lactose- und Galactose-Karenz eingehalten werden muss.

Wesentlich mehr Menschen leiden allerdings unter einer Lactoseunverträglichkeit. Zur Erklärung: Lactose, auch Milchzucker genannt, ist das Kohlenhydrat in den Milchprodukten. Da etwa 15 Prozent der Erwachsenen im deutschsprachigen Raum unter einer Lactoseunverträglichkeit leiden, hat sich die Industrie auf die Produktion von lactosefreien Produkten eingestellt. Und die Pharmaindustrie bietet mit der Lactase, die den Betroffenen bei der Verstoffwechslung fehlt, einen Enzymersatz an. Und Butter, Milch, Joghurt, Rahm, Käse und vieles mehr sind als lactosefreie Milchprodukte im Handel erhältlich.

Als Nächstes möchten wir Ihnen die Disaccharide, also die Zweifachzucker, präsentieren. Sie verdanken ihre Existenz, wenn wir es einmal salopp sagen dürfen, den geselligen unter den Monosacchariden: Gehen zwei Monosaccharid-Moleküle eine Verbindung ein, kommt ein kleiner Zweifachzucker dabei heraus. Zum Beispiel Saccharose, also gewöhnlicher Haushaltszucker. Oder Lactose, die sich aus der Glucose und der Galactose zusammensetzt und im Darm vom Enzym Lactase gespalten wird. Und Maltose, die während der Verdauung beim Abbau von Stärke entsteht. Rohr- und Rübenzucker, also unsere Haushaltszucker, zählen ebenfalls dazu.

Auch mit uns als Disacchariden stehen die Menschen, wie wir feststellen, zunehmend öfter auf Kriegsfuß und müssen sich mit einer mitunter angeborenen, mitunter erworbenen Lactoseintoleranz herumschlagen. Die Lactase, die ihnen fehlt, um die Lactose zu spalten, lässt sich allerdings, wie schon erwähnt, mit Tabletten zuliefern.

Um Oligosaccharide, also Mehrfachzucker, hervorzubringen, müssen sich drei bis neun Einfachzucker zusammentun. In freier Form kommen diese Oligosaccharide, zu denen Raffinose und die in Hülsenfrüchten enthaltene Stachyose und Verbascose gehören, ausschließlich in pflanzlichen Lebensmitteln vor. Ihre Aufgaben sind unter anderem die Zellerkennung und die Bestimmung der Blutgruppen.

Womit wir bei den Polysacchariden, den Vielfachzuckern, sind. Mit etwas Fantasie kann man sich deren Entstehung als eine Art Woodstock-Happening zwischen zehn Einfachzucker-Molekülen vorstellen, allerdings halb so lustig. Zu den bekanntesten Polysacchariden zählt die Stärke. Ein sehr zugängliches Ding, das sich bestens verwerten lässt und daher wichtig für die Energiegewinnung des menschlichen Organismus ist.

Bei der Spaltung von Stärke entsteht ein anderer Mehrfachzucker, das Dextrin, früher kannte man es als Stärkegummi. Man hat Dextrine auch als Bindemittel für Aquarellfarben und als Klebstoffe zum Beispiel bei Zigarettenfilterpapier verwendet. Und Dextrine bilden sich auch in der Kruste von Backwaren. Sie entstehen aus Polysacchariden bei Abwesenheit von Wasser und bei hohen Temperaturen ab 150 Grad Celsius. Im Körper können Gelier- und Verdickungsmittel wie Agar-Agar oder Carrageen zumindest noch in geringer Menge vom Dünndarm aufgenommen werden. Bei den Ballaststoffen, Zellulose, Hemizellulose und Pektine, die ausschließlich in pflanzlichen Lebensmitteln vorkommen, verweigert der Dünndarm die Aufnahme. Sie können nur resorbiert werden, nachdem sie von den Darmbakterien in Fettsäuren umgewandelt wurden.

Zuletzt noch ein Wort zum Inulin, einem Mehrfachzucker, der aus ungefähr 95 Prozent Fructose und 5 Prozent Glucose besteht, in vielen Pflanzen wie Löwenzahnwurzel, Artischocken, Topinambur oder Roggen vorkommt und auch als Zuckerersatz verwendet wird. Inulin wird heute in der Lebensmittelherstellung verwendet, zum Beispiel in Joghurt als Fettersatz oder in Wurstwaren, um den Ballaststoffanteil zu erhöhen. Inulin zählt zu den präbiotischen Nahrungsergänzungsmitteln. Bei Lebensmitteln, die für Diabetiker geeignet sind, dient es als Stärkeersatz: Weil es vom Dünndarm nicht resorbiert wird, beeinflusst es auch den Blutzuckerspiegel nicht negativ.

Und nicht ganz unter den Tisch fallen lassen wollen wir den Mehrfachzucker Glykogen. Es ist die Speicherform der Glucose im menschlichen Organismus, die bei Bedarf den Muskeln zur Verfügung gestellt wird.

Es gäbe noch viel von uns zu erzählen, aber das war's in aller Kürze, danke für Ihre Aufmerksamkeit.

Für viele meiner Kunden sind Kohlenhydrate so was wie der Gottseibeiuns der Ernährung, irgendetwas mit Pferdehuf und Hörnern, vor dem man sich gar nicht genug in Acht nehmen kann. Der Spundus ist nicht ganz unbegründet. In der Ernährungspyramide haben die Kohlenhydrate im Laufe der menschlichen Entwicklung vom Jäger im Wald zum Sitzriesen am Schreibtisch etwas von ihrer Wichtigkeit eingebüßt. Sich vor ihnen zu bekreuzigen ist allerdings nicht nötig. So wie der Mensch gebaut ist, braucht er Kohlenhydrate, sonst bricht das System zusammen. Sie sollten bei gesunden Menschen ungefähr 45 bis 55 Prozent der errechneten Tageskalorien ausmachen, bei Diabetikern sind es 60 Prozent.

Besteht der überwiegende Anteil davon aus komplexen Kohlenhydraten, hat man schon fast alles richtig gemacht. Die langsame Verstoffwechslung sorgt dafür, dass der Körper nicht blitzartig viel Insulin ausschüttet, wie es nach einem Energiestoß durch einfache Kohlenhydrate durchaus vonnöten ist.

Beim Abnehmen ist es wichtig, den Blutzuckerspiegel schön konstant, also möglichst in flachen Sinuskurven, zu halten. Schnalzt er ständig hinauf, fällt er genauso rapide auch ab. Was wiederum wie eine Trillerpfeife auf den Heißhunger wirkt. Wie auf Knopfdruck wird das Signal „Hunger!" ausgelöst und erinnert einen wieder an die trügerischen Schokoladeseiten des Lebens.

Der AMB®-Tipp:
Kohlenhydrate liefern dem Organismus Energie. Süßigkeiten und falsche Kohlenhydrate sind Komplizen des Heißhungers. Mit den richtigen Kohlenhydraten vermeiden Sie einen rapiden Abfall des Blutzuckerspiegels und damit das süße Verlangen nach mehr vom Falschen.

15. Der Glyx, seine Schwachstelle und eine Lösung, die nicht belastet

Dass man Glyx wie Glück mit s ausspricht, ist kein Zufall. Für alle, die abnehmen wollen, ist es so was wie ein Kosewort. Denn die Abkürzung steht für den Glykämischen Index (GI), der angibt, wie stark ein Lebensmittel die Insulinausschüttung anregt. Isst man Lebensmittel mit einem niedrigen GI, steigt der Blutzuckerwert langsamer und weniger hoch, es muss weniger Insulin produziert werden, das Hunger-Zentrum im Gehirn wird nicht stimuliert und man hat weniger Appetit. Man sieht, so kompliziert die inneren Vorgänge im Körper auch sind, beim Abnehmen dreht es sich doch immer um dasselbe.

Im Glyx-Fall bleibt der Insulinspiegel nicht nur den ganzen Tag über ohne nennenswerte Ausreißer, durch die niedrige Insulinkonzentration im Blut vernichtet man auch noch mehr Kalorien, die andernfalls in Fett umgewandelt und gespeichert werden. Man hortet also das Fett nicht mehr, man verbrennt es, und zwar beim Essen. Die geniale Entdeckung basiert vorwiegend auf der Tatsache, dass Fett abbauende Enzyme und das schlank machende Hormon Glukagon ihre Wirkung nicht entfalten können, solange Insulin im Blut ist.

Je nachdem, ob der Glykämische Index rasch oder langsam ansteigt, ist den Kohlenhydraten eine Zahl zugeordnet. Je niedriger der Wert also ist, desto besser. Hoch ist der Glyx ab 70, niedrig unter 55.

Ein paar Beispiele dazu:
Rotkohl, Spargel oder Spinat: 15
Dunkle Schokolade (ab 70 Prozent Kakaoanteil): 22
Rohe Karotten, Radieschen oder Paprika: 30
Naturreis oder Fruchtjoghurt: 50
Kiwi: 53
Mango: 56
Ketchup und Schokolade: 70
Croissant: 74
Marzipan: 80
Weißbrot: 70 bis 80
Hamburger-Brot: 95
Traubenzucker: 100

Eine Achillesferse hat dieser Glykämische Index allerdings. Er beurteilt immer nur ein Lebensmittel. Um also einen aussagekräftigen Wert zu bekommen, dürfte man Paprika und Radieschen nicht gleichzeitig verzehren. Isst man mehrere Lebensmittel auf einmal, beeinflussen sie sich nämlich gegenseitig. Fett-, Eiweiß- und Ballaststoffgehalt spielen dabei ebenso eine Rolle wie die Art der Verarbeitung und Zubereitung. Doch da hat man sich zum Glyx etwas einfallen lassen.

Die Glykämische Last (GL) wird aus dem Glykämischen Index und dem Kohlenhydratgehalt der gegessenen Portion errechnet. Das bedeutet, dass auch die Kohlenhydratmenge berücksichtigt wird. Und dazu gibt es folgende Formel:
GL = GI x Kohlenhydrate pro Portion : 100

Wie beim Glyx gilt auch hier: Je niedriger die Glykämische Last, desto besser. Verlassen sollte man sich daher lieber auf diesen Wert. Denn es gibt Lebensmittel, die einen hohen Glykämischen Index, wegen ihres geringen Gehalts an Kohlenhydraten aber auch nur eine geringe Glykämische Last aufweisen. Und weil sich das

Insulin deshalb auch nicht in rauen Mengen ausschüttet, sind diese Nahrungsmittel besonders zu empfehlen.

Dazu gehören zum Beispiel Karotten. Ihr GI liegt bei 47, isst man aber eine Portion von 80 Gramm, enthalten sie nur 6 Gramm Kohlenhydrate und haben damit einen GL von 3. Die Rechnung geht auch bei Wassermelonen auf. Ihr hoher GI von 72 wird relativiert. Der GL liegt, verzehrt man 120 Gramm, die 6 Gramm Kohlenhydrate beinhalten, bei 4.

Unbestritten positiv wirkt der GI übrigens auch auf Herz und Kreislauf, Blutfettwerte und Entzündungsmarker. Die nach dem Essen erhöhten Blutzuckerwerte erzeugen den sogenannten oxidativen Stress, der die Blutgefäße schädigt. Nach mehreren Wochen niedrig-glykämischer Kost verringern sich auch die Triglycerid- und LDL-, also die Bösen unter den Cholesterinwerten.

Der AMB®-Tipp:

Achten Sie bei Lebensmitteln nicht nur auf den Glyx, sondern auch auf die Glykämische Last! Bei der auf Sie persönlich abgestimmten AMB-Ernährungsinformation werden diese Werte natürlich berücksichtigt.

16. Die versteckten Dickmacher

Gerade wenn man mit den guten Kohlenhydraten seinen Frieden geschlossen und gelernt hat, auf welchen Tabellen und mit welchen Berechnungen die falschen unter ihnen ausfindig zu machen sind, kommen schon wieder andere daher und wollen spielen, lustige Kerlchen. Besonders gern spielen sie Verstecken.

Die Lebensmittelindustrie definiert die versteckten Kohlenhydrate nicht immer offensichtlich, was die Kunden dem Produkt gegenüber verunsichert. Denn damit tun sich wunderbare Winkel auf, wo man die Lauser als Laie, der nichts als endlich in Ruhe abnehmen will, nie und nimmer findet. Und dort hocken sie dann, als Verdickungs- oder Füllmittel getarnt, und lachen sich ins Fäustchen.

Bei folgenden Begriffen sollten Sie vorsichtig sein:

Getreidebindemittel
Keksmehl
Stärke und Stärkemittel
Verdickungsmittel
Zwiebackmehl
Getreideeiweiß
Pflanzeneiweiß

Modifizierte Stärke: Diese Stärke-Erzeugnisse werden durch physikalische, chemische oder enzymatische Verfahren gewonnen. Der Körper verdaut sie wie die natürliche Stärke, weil nach der Modifikation die wichtigsten Eigenschaften, zum Beispiel die Kornstruktur, erhalten bleiben. Gegenüber der natürlichen Stärke haben sie aber eine bessere Säure- und Hitzestabilität und legen ein besseres Gefrier- und Auftauverhalten an den Tag. Im Grunde sind modifizierte Stärken Lebensmittelzusatzstoffe. Als solche müssen sie aber nur dann deklariert werden, wenn man sie chemisch verändert hat. Dann haben sie auch E-Nummern, von E 1400 bis E 1451.

Bindemittel: Sie können in ...
... eingedickter Haltbarmilch
... industriell verarbeiteten Milchprodukten
... Käse- und Fleischaufstrichen und Pasteten
... Fleischkonserven
... Leberkäse, Würsteln und Wurst
... Fertigsuppen und -saucen
... Instantkartoffelpulver
... Suppenwürfeln
... Senf und Ketchup
... Sojasauce
... und Süßigkeiten
enthalten sein.

Hat man die versteckten Dickmacher einmal aufgestöbert, fehlt nur noch eine Strategie gegen diese falschen Kohlenhydrate, die das süße Verlangen auslösen. Man kann es mit Zuckeraustausch- oder, noch besser, mit Zuckerersatzstoffen stillen.

Zuckeraustauschstoffe sind Kohlenhydrate, die der Stoffwechsel unabhängig vom Insulin verwertet. Sie verursachen zwar nur einen geringen Anstieg des Blutzucker- und Insulinspiegels und ersetzen deshalb den Zucker auch in der Diabetikerdiät. Trotzdem muss man sie in die Brennwert-Berechnung miteinbeziehen, weil sie einen Energiegehalt von zwei Kalorien pro Gramm haben. Aus diesem Grund sind Zuckeraustauschstoffe auch von Nicht-Diabetikern, die bloß Kalorien oder Gewicht reduzieren wollen, zu beachten.

Zuckeraustauschstoffe sind:
Sorbit (E 420), das für Diabetikerlebensmittel verwendet wird und für Menschen mit Fructoseintoleranz unverträglich ist.

Mannit (E 421), das wie Sorbit aus Fructose hergestellt wird und ebenfalls in Diabetikerlebensmitteln enthalten ist.
Isomalt (E 953, Paltinit), das für kalorienreduzierte und ohne Zucker hergestellte Lebensmittel verwendet wird.
Maltit (E 965), das aus Stärke gewonnen wird.
Lactit (E 966), das auf Basis von Lactose produziert wird.
Xylitol (E 967), das in vielen Pflanzen vorkommt.
Eine gute Alternative sind Zuckerersatzstoffe. Die Süßstoffe haben einen Nährwert, der vernachlässigbar gering ist und die Null-Kalorien-Grenze nur selten übersteigt.
Zuckerersatzstoffe sind:
Acesulfam (E 950)
Aspartam (E 951)
Cyclamat (E 952)
Saccharin (E 954)
Thaumatin (E 957)
Neohesperidin (E 959)

Und dann gibt es da noch ein Wundermittel aus Südamerika. Dort wächst eine Staude namens Stevia. Die getrockneten oder zu Pulver zermahlenen Blätter weisen eine bedeutend stärkere Süßkraft auf als Haushaltszucker. Stevia hat keinen Einfluss auf den Blutzucker und ist nahezu kalorienfrei. Angebaut wird der süße Stoff mittlerweile vor allem in China, zugelassen ist er in Japan schon seit 1976, in den USA seit 2008.

In Deutschland und Österreich liegt Stevia derzeit noch vorwiegend als Badezusatz in den Regalen, steht aber kurz vor der Zulassung der EU. Man kann das weiße Pulver in Säckchen aus den Bioläden allerdings ruhig auch in der Küche verwenden, es ist nur etwas gewöhnungsbedürftig, weil man es schwer dosieren kann. Eine winzige Prise zwischen Daumen und Zeigefinger schmeckt schon, als hätte man sich zwei Stück Würfelzucker in den Kaffee geschmissen. In Pillenform kann man es so handhaben wie Kandisin.

Und ein ganz neues Produkt, das ich Ihnen ans Herz und an den Gaumen legen möchte, verbirgt sich hinter dem Namen Eristar. Eristar von der Firma Nutrisun, im Internet zu finden unter www.nutrisun.at. Es schmeckt frappant wie Zucker, hat null Kalorien, aber darüber hinaus noch zwei Vorteile, die es von allen sonst auf dem Markt befindlichen Produkten unterscheidet: Eristar hat auch einen Glykämischen Index von null, womit es für Diabetiker ideal ist, und es ist sogar bestens zum Backen geeignet. Eine Eigenschaft, die es konkurrenzlos macht.

Der AMB®-Tipp:
Die Industrie hat viele Namen für Kohlenhydrate und versteckt sie in den Lebensmitteln und, wie die Zuckerersatz- und Zuckeraustauschstoffe, zwischen den Zeilen auf den Verpackungen. Sie können Sie trotzdem ausfindig machen: Indem Sie genau lesen.

17. Im Ballaststoff-Reich der Nahrung

Würde man den Stammbaum der Familie der Kohlenhydrate zusammenstellen müssen, erschienen die Habsburger dagegen wie ein überschaubarer Clan. Eine Art Nebenlinie dabei sind die Ballaststoffe. Aus chemischer Sicht sind sie nahe Verwandte der Kohlenhydrate. Aber das sollen sie selber erzählen.

Gestatten, Ballaststoff unser Name:
Wir sind, um uns einmal ganz formell vorzustellen, vorwiegend Polysaccharide und damit Kohlenhydrate. Man kann uns in zwei große Gruppen einteilen: die unlöslichen Ballaststoffe wie Zellulose, Hemizellulosen und Lignin und die löslichen wie Pektine, resistente Stärken, Pflanzengummis, Schleimstoffe, Beta-Glukane und Gelstoffe aus Meeresalgen.

Unsere Unterkünfte haben wir vor allem in pflanzlichen Lebensmitteln, und dort am liebsten in den Außenbezirken. Beim Obst und Gemüse mieten wir uns in den Schalen, in der Haut und in den Faserstoffen ein. Beim Getreide ist unser liebstes Grätzel das sogenannte Häutchen, das das Korn umhüllt.

Größtenteils sind wir in der Entgiftungsbranche tätig und damit vor allem für Galle und Leber, beides Chefs, die uns sehr schätzen und Teile ihrer Aufgaben, wie das Binden von Giftstoffen, uns überlassen. Wir haben bestes Know-how in Sachen Wasserbindung. Und auch der Darm ist ein wichtiger Arbeitgeber für uns, weil wir ihn, sofern die Flüssigkeitszufuhr ausreichend ist, elastisch halten.

Flexibilität ist überhaupt eine unserer Stärken, zum einen, weil eine rege Fluktuation in unserem Metier herrscht, zum anderen, weil wir zwar mit höchstem Einsatz, aber stets in Kurzarbeit ans Werk gehen. Da wir unverdauliche Bestandteile der Nahrung sind, gibt es eine Art Shuttle-Service, mit dem wir nach getanem Dienst wieder abtransportiert werden. Manche von uns werden ausge-

schieden, der Rest wird von Bakterien im Dickdarm abgebaut. Manchmal ist das etwas frustrierend, aber da man unser Tun von allen Seiten so hoch bewertet, wollen wir uns nicht beschweren. Das war's in aller Kürze, danke für Ihre Aufmerksamkeit.
Um den Blutzuckerspiegel konstant niedrig und damit den Heißhunger im Zaum zu halten, sind Ballaststoffe eine Hilfe, auf die man nicht verzichten sollte. Baut man viele und vor allem lösliche Ballaststoffe in die Ernährung ein, isst man also ausreichend Hülsenfrüchte, Hafer, Weizen oder Kohlgemüse, unterstützt man sich beim Abnehmen mit einem Trupp kleiner Zauberer.

Für den Tagesbedarf an Ballaststoffen kann man sich an einem Richtwert von 30 Gramm orientieren. Besonders gesund ist das Vollkorn, weil, wie der Name schon verrät, das volle Korn mitsamt den Randschichten, in denen die Ballaststoffe sitzen, vermahlen ist. Der Küchenchef der gesunden Kost empfiehlt also Vollkornnudeln, Vollkornreis und Vollkornbrot. Zucker, Alkohol oder Stärke, also einfache Kohlenhydrate, sollte man weitgehend auslassen, wenn man Gewicht verlieren möchte.

Menschen mit Diabetes mellitus haben einen Kohlenhydrat-Tagesbedarf von 60 Prozent der Tageskalorien. Für sie, aber auch für jeden, der sich gesund ernähren möchte, ist der Begriff Broteinheit (BE) wichtig. Das ist eine Bezeichnung für die Menge eines Nahrungsmittels, die 12 Gramm an verdaulichen und damit auch blutzuckerwirksamen Kohlenhydraten enthält. Das heißt also, 1 BE sind 12 Gramm Kohlenhydrat. Und 1 Gramm Kohlenhydrat hat ungefähr 4,2 Kalorien. Der Glyx sollte bei den Broteinheiten niedrig sein, also unter 55 liegen.

Der AMB®-Tipp:
Ballaststoffe entgiften den Körper und halten den Blutzuckerspiegel niedrig. Weil sie vor allem in pflanzlichen Lebensmitteln vorkommen, müssen sie in den Körper gelotst werden. Am besten über Vollkornprodukte, Obst und Gemüse.

18. Fett ist nicht gleich Fett

Gestatten, Fette unser Name:
Wir sind, um uns einmal ganz formell vorzustellen, gemeinsam mit den Ölen Grundnährstoffe des Menschen. Er braucht uns als Energielieferanten, als Isolatoren gegen Kälte, als Schutz für seine inneren Organe und das Nervensystem, als Bestandteile der Zellmembranen und als Lösungsmittel für fettlösliche Stoffe, zum Beispiel für Vitamine. Neben den Kohlenhydraten sind wir die bedeutendsten Energiespeicher der Zellen.

Unsere Herkunft ist pflanzlicher und tierischer Natur. Bevor wir über ein Lebensmittel in den menschlichen Organismus gelangen, sind wir Hauptbestandteil der sogenannten Triglyceride, die man früher auch als Naturalfette bezeichnet hat. Die Vorsilbe Tri kommt von den drei gebundenen Fettsäuren, die sich an das eine Glycerinmolekül gehängt haben, aus dem die Triglyceride bestehen. Hat sich nur eine Fettsäure an das Molekül gebunden, nennt man das Monoglyceride, sind es zwei, sagt man Diglyceride dazu. Aber das nur der Vollständigkeit halber.

Wie wertvoll wir in der Ernährung sind, hängt zu einem Gutteil davon ab, mit welcher Entourage wir im Organismus ankommen. Unsere Fettbegleitstoffe, also die fettlöslichen Vitamine A, D, E und K, Cholesterin, Carotinoide, Lezithin, Fettalkohole und Chlorophylle, entscheiden über den sogenannten ernährungsphysiologischen Wert, unter dem sich jemand, der kein Chemiprofessor ist, vermutlich wenig vorstellen kann. Um Sie nicht zu langweilen, wollen wir Ihnen nur eine Faustregel mit auf den Weg geben: Fett ist nicht gleich Fett, das ist bei uns so ähnlich wie bei den Kohlenhydraten.

Haben wir in unseren Fettbegleitstoffen einen hohen Anteil an fettlöslichen Vitaminen, macht uns das wertvoll. Als Mensch sollten Sie sich von cholesterinreichem Fett fernhalten, das sagen wir Ihnen auch auf die Gefahr hin, dass es deshalb daheim mit

Sicherheit einen Wickel geben wird. Aber die Wahrheit ist: Cholesterin erhöht das Risiko von Herz-Kreislauf-Erkrankungen, sorry, Burschen.

Das war's in aller Kürze, danke für Ihre Aufmerksamkeit.

Was im Körper passiert, wenn die Fette einmal eingetroffen sind, ist ein komplizierter Vorgang. Nimmt man Fette mit der Nahrung auf, müssen sie in ihre Einzelteile zerlegt werden, damit der Organismus sie verwerten kann. Die Triglyceride werden deshalb in Mono- und Diglyceride, Fettsäuren und Glycerin gespalten.

Um die Darmwand passieren zu können und über die Blut- und Lymphbahnen an ihren Bestimmungsort bugsiert zu werden, müssen die Fette außerdem wasserlöslich gemacht werden. Bereits im Magen beginnt der Fettabbau. Dort machen sich die Enzyme Zungengrundlipase und Triglyceridlipase ans Werk und spalten bis zu 30 Prozent der Nahrungsfette auf. Die meiste Arbeit haben aber der Zwölffingerdarm und der daran anschließende obere Dünndarmabschnitt.

Im Zwölffingerdarm werden die Fette mit Gallensäure und Bauchspeichel vermischt. Das reduziert die Oberflächenspannung zwischen Fett und Wasser und ermöglicht es den Fetten, sich im Dünndarminhalt zu verteilen. Auch die Darmbewegung hilft da ein bisschen nach. Durch diesen Prozess werden die Fette für die fettspaltenden Enzyme im Bauchspeichel und Darmsaft angreifbar und in noch kleinere Bestandteile zerlegt. Die Spaltprodukte, das sind vor allem Monoglyceride und freie Fettsäuren, bleiben mit den Gallensäuren vermischt und bilden wasserlösliche Fetttröpfchen, sogenannte Mizellen, die unter anderem auch die fettlöslichen Vitamine enthalten. Diese Mizellen gelangen daraufhin in die Darmschleimhautzellen, wo Enzyme sie zu freien Fettsäuren aufspalten.

Die kurz- und mittelkettigen Fettsäuren gelangen ins Pfortaderblut, werden dort an das Eiweiß Albumin gebunden und zu den

Körperzellen transportiert. Die langkettigen Fettsäuren können die Zellwände aber nicht passieren, werden deshalb wieder in Triglyceride umgewandelt, in einen schicken Eiweißmantel gehüllt und ab sofort Chylomikronen genannt. Als solche werden sie an die Lymphbahnen abgegeben und finden damit schließlich ihren Weg in die Blutbahn. Ein Enzym spaltet sie dann in freie Fettsäuren und Glycerin auf.

Diese freien Fettsäuren können jetzt in die Körperzellen transportiert werden. Im Fettgewebe und in der Leber werden sie dann erneut in Triglyceride umgewandelt, ins Blut freigesetzt und an Lipoproteine gebunden, damit sie zirkulieren können.

Die praktische Auswirkung dieser ausgetüftelten Maschinerie: Ohne Fett in der Nahrung könnten die fettlöslichen und lebenswichtigen Vitamine A, D, E und K vom Körper nicht aufgenommen werden. Und: Fett ist natürlich auch ein Geschmacksträger. Je mehr davon in Lebensmitteln enthalten ist, desto sättigender sind sie.

In der Ernährung eines Abnehmers spielen Fette damit eine entscheidende Rolle. Bei Normalgewichtigen sollte ihr Anteil an der gesamten Energiezufuhr die 30-Prozent-Marke möglichst nicht überschreiten. Frauen sollten also täglich nicht mehr als 60 Gramm, Männer nicht mehr als 80 Gramm zu sich nehmen. Bei Kindern in den ersten beiden Lebensjahren und Jugendlichen in der Pubertät darf's ein bisserl mehr sein, damit der erhöhte Energiebedarf gedeckt werden kann. Das gilt auch für schwangere und stillende Frauen.

Für alle, die abnehmen wollen, gilt aber: Fette einsparen, und wo sie nicht eingespart werden können, möglichst gesunde verwenden.

Einfach und mehrfach ungesättigte Fettsäuren und ungehärtete Fette sind immer besser als gesättigte Fettsäuren und gehärtete Fette. Hält man sich beim Fett zurück, darf man dafür größere Mahlzeiten verputzen. Logisch, das liegt an einer einfachen Kalorien-Rechnung, für die man sich bloß eine Faustregel merken muss:

1 g Fett hat 9,3 Kalorien
1 Esslöffel Fett = ca. 10 g = ca. 90 bis 100 Kalorien
Zum Vergleich:
1 g Eiweiß = 4,6 kcal
1 g Kohlenhydrat = 4,6 kcal
1 g Alkohol = 7 kcal

Die AMB-Methode sieht folgende Fettzufuhr vor:

Frauen	
Bei 800 bis 1.400 kcal	15 bis 30 g Fettzufuhr pro Tag
Bei 1.500 bis 1.700 kcal	15 bis 45 g Fettzufuhr pro Tag
Bei 1.600 bis 1.900 kcal	20 bis 55 g Fettzufuhr pro Tag
Männer	
Bei 800 bis 1.400 kcal	15 bis 35 g Fettzufuhr pro Tag
Bei 1.500 bis 1.700 kcal	20 bis 55 g Fettzufuhr pro Tag
Bei 1.700 bis 2.200 kcal	20 bis 70 g Fettzufuhr pro Tag

Weil der Hauptteil der täglichen Fettzufuhr aus einfach ungesättigten Fetten bestehen soll, kann man sich schon einmal einen Vorrat an Oliven-, Erdnuss-, Avocado- oder Mandelöl zulegen. Auch Hasel- und Macadamianüsse sind wertvolle Ölfrüchte und besonders reich an ungesättigten Fettsäuren. Die Bezeichnungen „nativ" oder „nativ extra" bedeuten übrigens, dass die Öle nicht weiterbehandelt wurden, „extra vergine" heißt: aus Erstpressung.

Die wichtigsten mehrfach ungesättigten Fettsäuren in der Ernährung sind die Omega-3- und Omega-6-Fettsäuren, man kennt sie auch als Linolen- oder Linolsäure. Im Orgnaismus spielen sich die beiden gegenseitig aus. Während die Omega-3-Fettsäuren den Blutdruck senken, erhöhen ihn die Omega-6-Kollegen. Deshalb sollten sie in einem Verhältnis von 4:1 vorhanden sein, wie das beim Leinöl der Fall ist. Es ist das hochwertigste Öl an Omega-3-Fettsäuren, wegen seines intensiven Geschmacks kann man es aber kaum pur verwenden.

Zu den Ölen mit mehrfach ungesättigten Fettsäuren gehören unter anderem auch noch die aus Raps, Hanf, Walnuss, Mais- und Weizenkeimen, Soja, Disteln und Sonnenblumen.

Alle nicht gehärteten und gesättigten Fette liste ich hier bloß auf, damit Sie wissen, welche Sie gleich wieder vergessen sollen. Streichen Sie bitte die handelsübliche Margarine, modifizierte Salatöle, Mayonnaisen, Fette in Back- und Wurstwaren, Crème fraîche und alle mehrfach erhitzten Fette und Depotfette verschiedener Tiergattungen aus Ihrem Gedächtnis. Sie sind von der Industrie durch Konservierung, Härtung oder Sterilisation nachbehandelt, wobei die sogenannten Trans-Fettsäuren entstehen, die nach wissenschaftlichen Erkenntnissen den Cholesteringehalt im Blut in die Höhe treiben.

Der AMB®-Tipp:
Fette sind Grundnährstoffe des Menschen. Wie wertvoll sie sind, hängt von den Fettbegleitstoffen ab. Verwenden Sie kaltgepresste Öle nur kalt. Erhitzen Sie Öle mit einem hohen Gehalt an mehrfach ungesättigten Fettsäuren nicht übermäßig, sonst verändern sich die Inhaltsstoffe. Als Brotaufstriche eignen sich Omega-3-Fettsäuren aus dem Reformhaus besonders gut. Nehmen Sie zum Braten Olivenöl, es bleibt auch bei Temperaturen bis 170 Grad stabil. Gehen Sie mit Butter sparsam um, ihr Verhältnis von gesättigten und ungesättigten Fettsäuren ist nicht gerade günstig.

19. Da wird der Körper sauer

Der Volksmund redet, wie ihm der Nabel gewachsen ist. Wenn einem etwas über die Leber gelaufen ist, darf die Umwelt damit rechnen, dass man ziemlich fuchtig ist. Geht einem etwas an die Nieren, macht einem etwas ordentlich zu schaffen. Und in der Medizin weiß man schon lange: Der Darm ist die Wurzel der Pflanze Mensch.

Die Leber, die Nieren und der Darm sind die aktiven Entgiftungsorgane des menschlichen Körpers. Ihren Job erledigen sie eigentlich ganz gut, doch bei ausschweifend ungesunder Ernährung pfeifen sie irgendwann aus dem letzten Loch und bald danach auf alles. Sie streiken. Raue Mengen an Süßigkeiten, Zucker, Fett, weißem Mehl oder Alkohol belasten sie so sehr, dass der Körper sauer reagiert. Sodbrennen, Schlafstörungen, Erschöpfungszustände und andere Befindlichkeitsstörungen lassen auf eine Übersäuerung schließen. Die Folgen können Rheuma, Gicht oder Verstopfungen sein.

Sauer reagiert der Körper auf:

Fleisch und Bohnen, aus denen Harnsäure entsteht
Fett und Süßwaren, aus denen Essigsäure entsteht
Schweinefleisch, aus dem Schwefelsäure entsteht
Kaffe und schwarzen Tee, aus denen Gerbsäure entsteht
Cola, aus dem Phosphorsäure entsteht, und
Käse und Gesurtes, aus denen Salpetersäure entsteht

Ist der Körper einmal sauer, nützt keine Süßelei mehr. Der Säure-Basen-Haushalt muss wieder ins Gleichgewicht gebracht werden. Und das funktioniert mit fast jedem Gemüse, besonders gut mit Wurzel- und Blattgemüse, mit Gemüse- und Basensuppen, frischen Kräutern, Tofu, Milch, Molke, Schlagobers, Bananen, Karotten, Dörrobst, Kräutertees und allen Gemüse-, außer Tomatensäften. Besänftigt man den Organismus auf die Art, geht der pH-Wert wieder zurück in den Normalbereich, der bei gesunden Menschen zwischen 7,35 und 7,45 liegt.

Der AMB®-Tipp:
Süßigkeiten, Zucker, Fett, weißes Mehl oder Alkohol stören den Säure-Basen-Haushalt im Körper. Sie spüren es an Sodbrennen, Schlafstörungen oder Erschöpfung. Gemüse bringt wieder Gleichgewicht ins Chaos. Überprüfen Sie Ihren pH-Wert mit Teststreifen aus der Apotheke.

20. Light ist nicht die Übersetzung von leicht

Man hat es sich leicht gemacht: Bei Getränken nimmt man entweder ein bisschen weniger Zucker, tauscht ihn durch Sorbit, Fructose oder Inulin aus oder ersetzt ihn durch Süßstoffe. Bei Margarinen und anderen Fettprodukten setzt man oft modifizierte Stärke oder Fettersatzstoffe an den Platz des Originals. Beim Kaffee vermindert man die Koffeinmenge, bei alkoholischen Getränken senkt man den Alkoholgehalt. Und flugs steht werbewirksam und in großen Lettern der vermeintlich beruhigende Hinweis „light" auf den Produkten. Gesund, denkt man. Trügerisch ist es.

Viele Ernährungswissenschaftler bezweifeln, dass Light-Produkte gesünder sind als die, auf denen das Wörtchen nicht steht. So gesehen ist „light" weit weniger als ein Wort. Große Wirkung, nix dahinter, könnte man das Ganze kurz und bündig definieren. Das Gesetz hat das übrigens nicht getan, und so kann „light" unter anderem für kalorienreduziert, zuckerfrei, fettarm, mit wenig Koffein oder Kohlensäure stehen. Die Intention ist: „light" soll signalisieren, dass etwas leichter und bekömmlicher ist.

Im Grunde bedeutet „light" aber nur, dass man am Produktinhalt etwas verändert hat, um den Menschen das Gefühl zu vermitteln, dass sie sich und ihrem Körper mit solchen Lebensmitteln etwas Gutes tun. Genau da ist auch der Haken, an dem man recht hilflos zappelt. Sobald man das Gefühl hat, sich etwas Gutes getan zu haben, hat man nämlich auch das Gefühl, sich eine Belohnung dafür verdient zu haben. So ist der Mensch nun einmal veranlagt. Er gleicht das Gesunde am Light-Produkt damit aus, dass er mehr davon isst. Und schon ist der vermeintliche Light-Bonus verspielt. Bloß, dass halt gar kein Bonus da war, weil man dadurch doppelt gesündigt hat.

Im Gegensatz zum Begriff „light" sind andere Bezeichnungen sehr wohl gesetzlich definiert. „Fettreduziert" bedeutet zum Beispiel, dass in dem Produkt mindestens 40 Prozent weniger Fett enthalten ist. Lebensmittel mit maximal 50 Kalorien pro 100 Gramm dürfen den Titel „kalorienarm" tragen, bei Getränken und Suppen dürfen es höchstens 20 sein. Und „kalorienreduziert" sind Produkte dann, wenn mindestens 40 Prozent weniger Kalorien drin sind als in üblichen Lebensmitteln.

Der AMB®-Tipp:

Der Begriff „light" hat viele Bedeutungen und ist gesetzlich nicht definiert. Aber so leicht sind Sie mit Ihrem Wissen über Inhaltsstoffe und Nährwerte nicht mehr zu täuschen. Lesen Sie die Angaben genau.

21. Bio ist logisch

„Der Mensch ist, was er isst", hat der deutsche Philosoph Ludwig Feuerbach im 19. Jahrhundert gesagt, und ich als AMB-Ernährungsexpertin kann ihm heute nur zustimmen. Je gesünder man sich ernährt, desto wohler fühlt man sich. Man sollte den Körper daher jeden Tag ausreichend mit qualitativ hochwertigen Lebensmitteln versorgen. Und die kommen aus biologischer Erzeugung.

Was genau bio so logisch macht, ist ganz natürlich zu erklären. Laut EG- Verordnung darf sich ein Landwirt dann als Biobauer bezeichnen, wenn mindestens 95 Prozent seiner Grundzutaten aus biologischem Anbau stammen. Außerdem muss er den gesamten Erzeugungsprozess seiner Lebensmittel protokollieren. Er muss seine Tiere artgerecht halten und sie statt mit Tiermehl mit Rohstoffen füttern, die entweder vom eigenen Feld oder vom Acker eines anderen Biobauern kommen.

Obst, Gemüse und Getreide gedeihen nur mit Sonne und Wasser und vor allem dank eines durchdachten Anbausystems. Der Biobauer nutzt den Lauf der Natur, statt seine Felder mit einem Nebel aus Herbiziden, Pestiziden oder Fungiziden zu überziehen. Eine Sorte wächst nach der anderen in einem jährlichen Rhythmus, man nennt das Fruchtfolge. Deshalb bekommt jede Pflanze genau das, was sie braucht. Und zwar auf ganz natürliche Weise.

Ein Beispiel:

Bohnen, Erbsen und Klee bilden an ihren Wurzelenden sogenannte Knöllchenbakterien, die Stickstoff binden und im Boden einlagern. Also baut der Biobauer im darauffolgenden Jahr Weizen oder Dinkel an, weil die den Stickstoff brauchen, um zu wachsen. Und weil Erdäpfel, Zwiebeln, Karotten oder Fenchel nicht nur gut schmecken, sondern auch natürliche Unkrautvernichter sind, werden sie nur einmal so zwischendurch gesät.

Es ist ein natürliches Geben und Nehmen. Die Sorten wechseln sich immer wieder ab, geben einander, was sie benötigen, und der Boden bleibt jahrzehntelang fruchtbar. Das ist Nachhaltigkeit. Bei konventionellen Landwirtschaften ist das anders. Der Ertrag ist anfangs vielleicht höher, langfristig verdient ein Biobauer aber mindestens gleich viel an seinen Produkten. Denn Kunstdünger zerstört die Organismen, die Humus bilden, und macht die Äcker und Felder irgendwann unbrauchbar. Eine Studie aus den USA hat außerdem bewiesen, dass ökologische Anbautechniken um 30 Prozent weniger Energie verbrauchen.

Bei Biolebensmitteln kann man davon ausgehen, dass sie aus kontrolliertem Anbau stammen. Bei Bio-zertifizierten Betrieben darf man sicher sein, dass sie ihre Tiere artgerecht behandeln und ökologische und biologische Zusammenhänge berücksichtigen. Biolandwirte arbeiten ohne Gentechnik und lehnen chemisch-synthetische Pflanzenschutzmittel ab. Kurz: Bio steht für wertvolle Nahrungs- und Lebensmittel, die immer mehr Menschen schätzen. Zu Recht. Glaubt man den Studien, ist man mit Bio besser dran.

Ob Biolebensmittel tatsächlich gesünder sind, ist allerdings nicht ganz unumstritten. Greenpeace empfiehlt sie jedenfalls. Im Jahr 2005 hat die Organisation insgesamt 658 Proben von acht saisontypischen und frischen Lebensmitteln aus konventionellem Anbau genauer unter die Lupe genommen und dabei teilweise erhebliche Pestizidbelastungen festgestellt. Man hat sogar vor gesundheitlichen Risiken gewarnt. Und die amerikanische Ernährungswissenschaftlerin Virginia Worthington hat behauptet, dass Biorohware einen höheren Nährstoffgehalt hat.

Um das zu verifizieren, hat sie 41 Studien untersucht und mit konventionell angebautem Getreide, Gemüse und Obst verglichen. Sie kam zu dem Ergebnis, dass die Biorohware mehr Vitamin C, mehr Eisen, mehr Magnesium und mehr Phosphor enthält. Einen direkten Einfluss auf die Gesundheit konnte auch sie nicht gültig nachweisen. Vielleicht ist es am besten, auf den eigenen Körper zu hören. Die meisten Menschen, die sich mit Bioprodukten ernähren, haben nachher ungefähr dasselbe Gefühl: Sie wissen auf einmal, was das Wort „bekömmlich“ wirklich bedeutet.

Der AMB®-Tipp:
Bio steht für Lebensmittel aus kontrolliertem Anbau. Und drin ist, was draufsteht. Im Gegensatz zu anderen Produkten mit ihren heimlichen Zusatzstoffen und Konservierungsmitteln. Bio ist gesünder, bekömmlicher und umweltfreundlicher.

22. Richtig essen heißt genießen

Sinnvolles und gesundes Abnehmen beginnt mit einer Schlemmerorgie. Allerdings muss man das, womit man anfangs gefüttert wird, noch nicht im Magen, sondern zuerst einmal im Hirn verdauen. Man wird mit Fakten, Daten, Zahlen, Faustregeln, Formeln und Informationen über die körperlichen Abläufe geradezu gemästet. Ich darf Sie beruhigen: Diesen Teil haben Sie hiermit hinter sich.

Sie wissen nun: Um weniger zu werden, muss man viel bedenken. Sie haben erkannt: Um den Heißhunger auszutricksen, soll man nicht fasten, man darf das Richtige in durchaus befriedigender Menge essen. Und Sie werden sehen: Um ohne große Anstrengung und gesund Gewicht zu reduzieren, muss man weder verzweifeln, noch auf den Genuss verzichten. Ab jetzt ist es Ihnen möglich, ganz richtig zu schlemmen.

Immer wieder beteuern meine Kunden, die ich bei ihrer Ernährungsumstellung durch Gespräch und Therapie begleite und unterstütze, dass sie vorher nicht solche Mengen verschlungen hätten. Stimmt. Sie haben weniger vom Falschen gegessen. Lebensmittel ohne erfreuliche Nährstoffdichte, mit zu viel Fettanteil und zu hoher Glykämischer Last. Die verkehrten Kohlenhydrate und viel zu wenig Eiweiß. Das Einzige, was damit verringert wurde, war die Energie. Das Gewicht hat sich nicht oder nur kurzfristig nach unten bewegt. Man hat mit sich selber Jo-Jo gespielt.

Bei der AMB-Methode sind genussvolles Essen und hohes Sättigungsgefühl zwei Hauptgründe dafür, dass meine Klienten das Erlernte beibehalten, auch wenn sie schon ihr Wunschgewicht auf die Waage bringen. Bei einer Diät hatten sie bis jetzt von Anfang an das Ende der Mühe im Kopf. Sie setzten sich ein Ziel, erreichten es im Bestfall auch und fielen umgehend in alte Gewohnheiten zurück. Mit AMB verliert sich das ersehnte Ablaufdatum schon nach kurzer Zeit und damit auch der Wenn-ich-erst-einmal-wieder-darf-wie-ich-will-Gedanke.

Meiner Erfahrung nach ist es für die meisten meiner Kunden ab der ersten Woche kein Problem mehr, die frustriertendste aller Aussichten zu akzeptieren: Man muss nicht nur eine Zeit lang Disziplin aufbringen, man muss sein gesamtes kulinarisches Leben ändern. Das Schreckgespenst der Ernährungsumstellung in alle Ewigkeit hat nichts Furchterregendes mehr. Mehr noch: Man spürt eine neue Lebensqualität, und zwar in jeder Faser seines Körpers. Man weiß, wie man sich die Zukunft schmackhaft macht.

Dazu zwei Beispiele:

Ein Apfelkuchen, der nur 180 Kalorien, 5 Gramm Eiweiß und 3 Gramm Fett hat, ist nicht weniger Genuss als eine Cremeschnitte, die einen pro Stück mit 380 Kalorien, 4 Gramm Eiweiß und 25 Gramm Fett belastet. Ist der Kuchen auch noch mit Vollkornmehl und mit Fruchtzucker gemacht, sucht er sich nicht den schnellsten Weg vom Mund zu den Hüften und krallt sich dort auch nicht fest.

Und gegen eine Leberkässemmel, die prächtige 375 Kalorien, nur 19 Gramm Eiweiß und stattliche 33 Gramm Fett hat, ist ein Vollkorn-Weckerl mit 50 Gramm magerem Schinken und einem Gurkerl ein Klacks. Insgesamt nimmt man damit 230 Kalorien, 15 Gramm Eiweiß und nur 6 Gramm Fett zu sich und hat noch genug Spielraum für ein fettarmes Joghurt und ein Stück Obst. Man entlastet Körper und Stoffwechsel und reduziert Gewicht auf gesunde Weise.

Verzicht schmeckt mit Sicherheit anders.

Der AMB®-Tipp:
Viele Menschen probieren eine Diät nach der anderen, weil sie glauben, damit ihr Leben immer nur kurz ändern zu müssen. Aber sich vor einer dauerhaften Ernährungsumstellung zu fürchten ist die falsche Angst. Mit der richtigen Ernährung ist die Vergangenheit gegessen und die Zukunft schmackhaft. Gönnen Sie sich die satte Zufriedenheit.

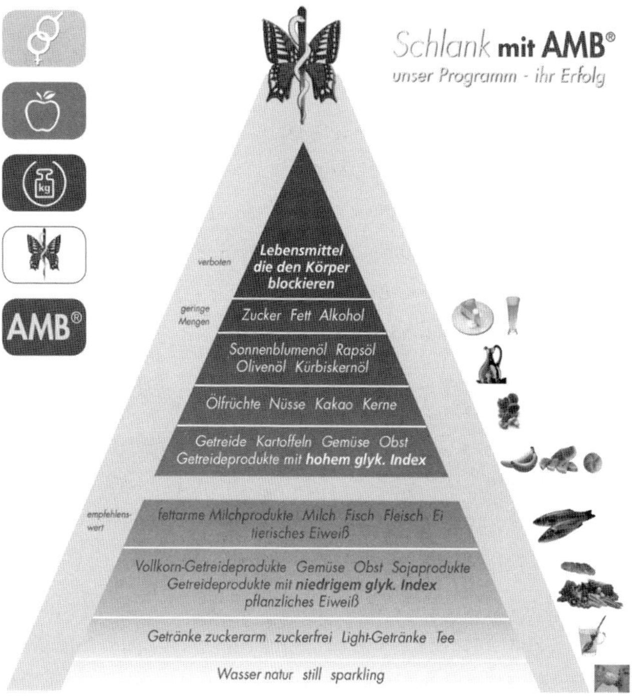

Bioprodukte ergänzen die gesunde Ernährung
Bewegung unterstützt beim erfolgreichen Abnehmen

23. Die drei Säulen der AMB-Methode

Wäre es möglich, allein mit dem jetzt angelesenen Wissen über gesunde Ernährung abzunehmen, hätte man an dieser Stelle vermutlich fünf Kilo weniger. Praktisch bewegt sich an der Anzeige auf der Waage, bevor man seine Essgewohnheiten umgestellt hat, allerdings noch nichts.

Und es könnte sein, dass sich an diesem Stillstand auch nichts verbessert, wenn man nicht weiß, auf welche Lebensmittel der Körper ruppig reagiert. Dann nämlich tritt der ekelhafte Fall ein, dass man zwar akribisch auf sämtliche Inhaltsstoffe achtet, seinen Tagesbedarf genau berechnet und ihn nicht überschreitet, die überflüssigen Kilos aber trotzdem nicht loswird.

Schuld daran sind, man kann es nicht oft genug erwähnen, jene Nahrungsmittel, die dem Organismus Fehlinformationen übermitteln und deshalb vom Stoffwechsel nicht richtig verarbeitet werden können. Das müssen noch gar keine handfesten Unverträglichkeiten oder Allergien sein. Es sind energetische Blockaden. Und die lassen sich mittels AMB-Bioresonanztherapie auflösen.

Die erste Säule der AMB-Methode ist deshalb der Lebensmitteltest, mit dem die Nahrungsmittel ausfindig gemacht werden, die energetische Blockaden auslösen.

Die zweite Säule, auf die AMB sich stützt, ist die AMB-Bioresonanztherapie, mit der die Blockaden gelöst, eine breite Toleranz gegenüber den betreffenden Lebensmitteln aufgebaut und auch der Heißhunger im Zaum gehalten werden kann.

Die dritte Säule ist die AMB-Beratung, bei der der Tagesbedarf samt dem richtigen Verhältnis der erlaubten Kalorien-, Eiweiß- und Fettmenge individuell berechnet und die physiologische Ernährungsinformation nach den jüngsten wissenschaftlichen Erkenntnissen auf den Kunden, seine Energiebilanz und seine Lebensumstände und -gewohnheiten abgestimmt werden.

24. Erste Säule: der AMB-Lebensmitteltest

Alles, was man bei der Lebensmittelaustestung zu tun hat, ist, mir eine Hand zu reichen. Während die Linke einen sogenannten Elektroakupunkturtestgriffel hält, messe ich an der Rechten, an der eine Gegenelektrode angebracht ist, den Hautwiderstand. Indem ich Druck auf den Allergiemeridian ausübe, kann ich mit dieser Körperimpedanzmessung und dem Bioresonanzgerät die Lebensmittel identifizieren, die im Körper Blockaden aufbauen. Die Prozedur ist völlig schmerzfrei und dauert etwa eine halbe Stunde.

400 Lebensmittel und Nahrungszusatzstoffe werden nach der Methode Dr. Reinhold Voll der Reihe nach auf ihre Verträglichkeit überprüft. Welche und wie viele davon den Körper beim Abnehmen blockieren, ist von Mensch zu Mensch unterschiedlich.

Die häufigsten Lebensmittel, die Blockaden erzeugen, haben mein Mann, Dr. Alfred Klabuschnigg, und ich in 20 Jahren Arbeit mit der Bioresonanz sehr gut herausfiltern können. Mehr als 30.000 Klienten haben wir und unsere Mitarbeiter seitdem in unseren Instituten für alternative Gesundheitsberatung behandelt. In unseren hausinternen Studien haben wir die Lebensmittel, deren Blockaden sich in Befindlichkeitsstörungen zeigen, herausgefiltert.

Unsere Hitliste der häufigsten Blockadenerzeuger:
Bei 80 Prozent der AMB-Anwender stellte sich eine Weizen-Unverträglichkeit heraus.
Auf Platz zwei landen ex aequo Milchzucker und Zucker (jeweils 70 Prozent der Klienten).
An dritter Stelle liegen Schweinefleisch und Hefe (jeweils 50 Prozent der AMB-Anwender).
Bei Migränepatienten werden Blockaden oft durch eine Unverträglichkeit von einer ganzen Reihe Lebensmittel aufgebaut: Ei, Wei-

zen, Roggen, künstlich hergestellte Zitronensäure (E 330) und natürliche Salicylsäure. Die versteckt sich zum Beispiel in Roggen, Schokolade, Nüssen, Soja, Bier, grünem und schwarzem Tee, Paprikapulver, Curry, Datteln oder Orangen.
Bei Neurodermitikern ergab der Test häufig Bloackaden durch Milch, Weizen, Nüsse oder Zucker.
Bei Menschen mit Schuppenflechte (Psoriasis) zeigten sich Zucker, Weizen, Bier, Fleisch, Eier oder Hefe als problematisch.
Leidet jemand unter asthmatischen Beschwerden, ist uns besonders oft eine Unverträglichkeit gegenüber Weizen, Milchprodukten (Schleimzucker) und Zucker aufgefallen.

Der AMB®-Tipp:
Der AMB-Test prüft mehr als 400 Lebensmittel und Nahrungszusatzstoffe auf ihre Verträglichkeit. Damit wissen Sie, was Ihr Körper nicht verträgt und was Sie am Abnehmen hindert.

25. Zweite Säule: die AMB-Therapie

Die Übeltäter unter den Lebensmitteln sind ausgeforscht, ich habe die Ergebnisse des Tests ausgewertet und die Blockaden, die sie im Stoffwechsel auslösen, ans Tageslicht gebracht. Der nächste Schritt ist: die Auflösung dieser Blockaden.

Bioresonanz ist ein sehr wirksames Instrument, den Körper immer toleranter gegenüber den unverträglichen Nahrungsmitteln zu machen. Wären die Blockaden von jetzt auf gleich wegzuschnippen, wäre das allerdings ein fauler Zauber. Ohne Unterstützung geht es deshalb nicht. Wer mit AMB abnimmt, muss sich darauf einstellen, die fraglichen Lebensmittel etwa ein halbes Jahr lang vom Speiseplan zu streichen. Karenz nennt man das im Fachjargon. Nach diesen sechs Monaten vertragen sich die einstigen Störenfriede wieder wunderbar mit dem Körper und man darf ganz normal essen.

Wie die Bioresonanz das anstellt, kann man sich etwa so vorstellen:

Bioresonanz, manchen auch als MORA-Therapie bekannt, ist eine biophysikalische Informationstherapie, die 1977 von dem deutschen Arzt Franz Morell und seinem Schwiegersohn, Ingenieur Erich Rasche, eingeführt wurde. In groben Zügen geht es darum, dass der Körper im Quantenbereich elektromagnetische Schwingungen aussendet, die den energetischen Zustand der Organe widerspiegeln und mit dem Bioresonanzgerät erfasst, beeinflusst und dem Organismus in veränderter Form wieder zugeführt werden können. Man polt sie sozusagen um. Diese Prozedur ist notwendig, weil die elektromagnetischen Signale sinngemäß nicht allesamt positiv sind. Einige davon können Krankheiten verursachen, andere verhindern, dass man abnimmt.

Jeder Mensch weist eine Vielzahl dieser für ihn typischen Schwingungen auf, die aus gesunden und kranken Anteilen bestehen. Mit dem Bioresonanzgerät nehme ich die Signale auf, analysiere sie, verwandle die negativen in positive, sogenannte Therapieschwingungen und gebe sie dem Körper zurück. Damit rege ich die Selbstheilungskräfte an, reduziere die störenden Signale, also die Ursachen für Erkrankungen, immer mehr und lösche sie schließlich. So kann man zum Beispiel Neurodermitis, Asthma, Allergien, Hauterkrankungen und Abwehrschwächen behandeln. Und man kann eben auch die Blockaden im Stoffwechsel auflösen.

Wer sich für die AMB-Methode entscheidet, wird 30 Minuten lang mittels Hand- und Fußelektroden mit dem AMB-Bioresonanzgerät verbunden. Bei einer zweiten Sitzung nach zwei Wochen wiederholt sich das Prozedere. Danach erfolgt die Therapie im Vier-Wochen-Rhythmus. Wenn man die Blockadenauslöser schneller eliminieren will, kann man sich auch zweimal pro Woche an das Bioresonanzgerät anschließen lassen. Nebenwirkungen gibt es übrigens keine.

Der AMB®-Tipp:
Mit der Bioresonanztherapie baut Ihr Körper wieder Toleranz gegenüber den Lebensmitteln auf, die er nicht verträgt. Die speziell auf Sie abgestimmte AMB-Therapie nimmt Ihnen den Heißhunger. Ich empfehle meinen Abnehm-Klienten, die AMB-Therapien bis zum Zielgewicht zwei- bis viermal in der Woche einzuplanen.

Bei diversen Befindlichkeitsstörungen werden von Dr. Alfred Klabuschnigg zwei Therapiebehandlungen pro Woche empfohlen, um Blockaden im Körper besonders schnell und effizient aufzulösen.

26. Dritte Säule: die AMB-Ernährungsberatung

Nach der ersten Therapie geht man schon gut gefüttert ans Abnehmen. Gut gefüttert mit Informationen. Man hält die Liste der blockierenden Lebensmittel in Händen und hat schwarz auf weiß, wovon man sich die nächsten sechs Monate fernhalten soll. Und man bekommt alles, was man über die richtige Ernährung wissen muss, individuell auf einen zugeschnitten.

Hält man sich daran, wird man ein Kilo pro Woche verlieren. Ohne zu darben, erreicht man sein Wunschgewicht. Der Stoffwechsel arbeitet wieder optimal und zusätzlich wird auch noch das Immunsystem gestärkt. Der Körper, der jetzt nur noch das kriegt, was er gut verträgt, fühlt sich zusehends besser und arbeitet ziemlich motiviert mit.

Über die Frage, wie viele Mahlzeiten man täglich zu sich nehmen sollte, streiten sich die Ernährungswissenschaftler ausdauernd und gerne. Entscheidet man sich für Frühstück, Mittagessen und Nachtmahl, hat man den Vorteil, die Fettverbrennung gut nutzen zu können. Sie tritt ihren Dienst brav an, wenn man ihr mindestens fünf Stunden Zeit zwischen den Mahlzeiten lässt. Der Nachteil: In diesen fünf Stunden muss man die Finger vom Essen lassen. Damit könnte der Gusto auf doppelte Größe anwachsen, was wiederum die Disziplin mehr Mühe kostet.

Weil man mit der AMB-Methode ohnehin in der Fettverbrennung abnimmt, empfehle ich lieber fünf Mahlzeiten, also eine Jause am Vormittag und einen Snack am Nachmittag zusätzlich. Das hat zwei Gründe: Erstens isst man auf diese Weise kleinere Mengen, ist trotzdem immer satt und hält den Blutzuckerspiegel stabil. Und zweitens lernt man die Bedeutung des Essens für Körper und Seele kennen und kann dessen soziale Komponente wiederentdecken. Man verschlingt seine Mahlzeiten in der Regel nicht mehr zwischendurch im Stehen, beim Arbeiten oder im Auto. Man nimmt sich Zeit, um sie liebevoll zuzubereiten, und genießt sie anschließend im Kreise seiner Kollegen, Freunde oder der Familie. Wie es im Handbuch des menschlichen Zusammenlebens geschrieben steht.

Vorschläge, was man sich zu den fünf Mahlzeiten gönnen darf, bekommt man ebenfalls nach der ersten AMB-Therapie. Wie so ein AMB-Genusstag ausschaut, vom Frühstück über eine kleine Zwischenmahlzeit, ein Mittagessen und eine Jause am Nachmittag bis zum Abendessen, finden Sie im Rezept-Teil dieses Buches.

Um den Körper auch ausreichend mit Flüssigkeit zu versorgen, sollte der gesunde, erwachsene Mensch 1,5 bis 2 Liter über den Tag verteilt trinken. Und zwar nicht in Form von Kaffee oder Alkohol. Wobei das nicht heißt, dass einem jegliche Freude am Leben verdorben sein soll. Wer ohne Kaffee den Tag im Halbschlaf verbringt, muss nicht auf ihn verzichten, sollte ihn aber an die Liste der Blockade-Lebensmittel anpassen. Steht Kuhmilch drauf, wird er ab jetzt schwarz oder mit Sojamilch getrunken, steht Zucker drauf, wird man sich mit dem etwas bitteren Geschmack des Mokkas oder mit Süßstoff anfreunden müssen.

Und auch ein, zwei Achterl Wein oder Prosecco werden bei AMB nicht wie Todsünden geahndet. Es sei denn, Alkohol blockiert den Stoffwechsel. Vergessen sollte man aber nicht, dass 1 Gramm Alkohol 7 Kalorien und damit einen hohen Energiegehalt, aber eine geringe Nährstoffdichte hat. In rauen Mengen getrunken, ist Alkohol für jeden Menschen ungesund und ein Dickmacher, weil er schnell in Traubenzucker umgewandelt wird und damit die Fettzellen füttert. Wer seine Tagesmenge an Kalorien vertrinkt, muss beim Essen sparen. Hin und wieder ist das schon zulässig, auf Dauer wird es nicht ans Ziel führen.

Will man abnehmen, sind auch Dick- und Fruchtsäfte aller Art nicht gerade förderlich. Besser sind Wasser, Mineralwasser, still oder prickelnd, und Kräutertees, denen keine chemischen Farbstoffe oder Aromastoffe zugesetzt sein sollten. Verfeinern kann man Getränke mit Zitronensaft oder Minzblättern. Light-Getränke sind erlaubt, wenn die Inhaltsstoffe mit dem Ernährungsplan übereinstimmen.

Durch die Ernährungsumstellung und die Begleittherapie bleibt bei der AMB-Methode außerdem der hässliche Jo-Jo-Effekt aus. Sobald der Körper genügend Toleranz gegenüber den Blockaden auslösenden Lebensmitteln aufgebaut hat, darf man die Verbotsliste zerreißen und wieder alles in vernüftiger Weise essen. Achtet man, auch nachdem man das Zielgewicht erreicht hat, weiterhin auf fettarme und eiweißreiche Nahrung und bei Kohlenhydraten auf den Glykämischen Index, hält man sein Idealgewicht ohne Probleme.

Der AMB®-Tipp:

Generelle Verbote gibt es beim Abnehmen mit Bioresonanz keine. Was nicht erlaubt ist, bestimmt Ihr Körper. Sind die Blockaden gelöst und die Toleranz wieder aufgebaut, dürfen Sie nach etwa sechs Monaten wieder alles, was vorher tabu war, in vernünftiger Weise in den Speiseplan integrieren. Fünf Mal pro Tag essen, 1,5 bis 2 Liter pro Tag trinken. Und Sie werden Ihr Gewicht halten.

27. Die Einkaufsliste der Alternativen

Darf ich überhaupt noch Brot essen? Wahrscheinlich habe ich keine Frage in meinem Leben öfter beantwortet. Und die Frage ist berechtigt, immerhin rangiert Weizen auf Platz eins der Nahrungsunverträglichkeiten. Und ein Brot ohne Weizen kommt in den Supermärkten des Landes so gut wie nirgends vor. Ich antworte dann: Die Alternative zu Brot ist Brot.

Roggenbrot, Dinkelbrot, Kamutbrot. Es gibt sie, die Brote ohne Weizen und auch ohne Hefe. Und wenn nicht im nächsten Supermarkt, dann in Reform- oder Bioläden. Wenn 100 Prozent Roggen, Dinkel oder Kamut draufsteht, sind diese Sorten auch gänzlich aus diesem Getreide gebacken. Und auch für andere Lebensmittel findet man Ausweichmöglichkeiten, wenn man weiß, wonach man suchen muss.

Dinkelvollkornnudeln sind die optimale Alternative zu herkömmlichen Nudeln aus Hartweizengrieß. Auch mit Kamutnudeln kommt man um Weizen herum, weil sie durch einen geringeren Klebereiweißanteil leicht verdaulich sind. Und dann gibt es auch noch Buchweizen- oder Hirsenudeln. Bevorzugt man helle, gelbe Nudeln, kann man auf die deliziösen Maisnudeln umsteigen. Fettarm sind die Teigwaren, wenn sie eifrei sind, das ist eine einfache Rechenübung: Ein Eidotter hat ungefähr 10 Gramm Fett, was einem Esslöffel entspricht. Ein Eiklar hat dagegen nur 7 Gramm Eiweiß. Wobei Eier natürlich auch einen hohen Anteil an wichtigen Vitalstoffen haben.

Zum Kochen und Backen nimmt man Dinkel-, Buchweizen- oder Kamutmehl. Verwendet man ballaststoffreiches Vollkornmehl, braucht man mehr Flüssigkeit. Auch hier sollte man den Glykämischen Index im Auge behalten, weil auch Austauschprodukte modifizierte Stärke enthalten können. Um Lebensmittel zu versüßen, nimmt man am besten Zuckerersatz- und Zuckeraustauschstoffe,

Süßstoff, Reis- oder Ahornsirup. Es geht allerdings auch ganz ohne Zucker. Statt Schweinefleisch kommt Rind, Pute, Huhn, Kalb, Hase oder Lamm auf den Tisch und Puten-, Hühner- oder Rindersaftschinken aufs Brot. Hauptsache fettarm. Aufgrund des Fettanteils und der Bindemittel sind Wurstwaren nicht zu empfehlen.

Milch, Rahm, Schlagobers, Topfen, Joghurt, Butter, Margarine und weitere Köstlichkeiten aus Milch gibt es mittlerweile in beinahe jedem Supermarkt auch schon lactosefrei. Hart- und Schnittkäse sind das von Natur aus.

Dazu ein paar Vorschläge:

Schnittkäse: Bergbaron, Traungold, Gouda, Butterkäse, Geheimratskäse, Jerome, Schlossdamer, Tilsette, Goudette.

Hartkäse: Bergkäse, Emmentaler oder Parmesan.

Und immer Obacht auf den Fettanteil geben. Beim Emmentaler liegt der zum Beispiel bei 45 Prozent. 100 Gramm enthalten 370 Kalorien, 27 Gramm Eiweiß und 29 Gramm Fett. Zum Vergleich: 100 Gramm Tilsette (7 Prozent) haben 210 Kalorien, 34 Gramm Eiweiß und 7 Gramm Fett.

Die ausgetesteten Unverträglichkeiten bestimmen die Einkaufsliste. Kommt heraus, dass man Lactose, Weizen, Schweinefleisch und Zucker meiden sollte, was sehr oft der Fall ist, könnte sie so aussehen:

Dinkel- oder Roggenvollkornbrot
Dinkel- oder Maisnudeln
Dinkelvollkornbrezerl
Bio-Reiswaffeln für zwischendurch
Lactosefreie Milch, fettarm
Lactosefreies Joghurt, fettarm
Schnittkäse, fettarm (zum Beispiel Tilsette, Goudette, Joghurtkäse)
Margarine, fettarm und lactosefrei
Rindersaft- oder Putenschinken
Gurkerl, gibt es auch mit Süßstoff
Paprika, Tomaten, Radieschen, Kartoffeln

Basmatireis (vor dem Kochen kalt durchspülen)
Putenbrust, Hühnerbrust oder mageres Rindfleisch
Thunfisch naturell (zum Beispiel für Thunfischsalat)
Süßstoffe, flüssig und fest
Diabetikermarmelade (anfangs aber lieber weglassen)
Kaffee (kein Kaffeeprodukt zum Einrühren, kein Milchpulver)
Tee (ohne Zusatzstoffe, Farbstoffe, Geschmacksstoffe)
Zitronen, Beeren, Äpfel (säuerlich, niedriger Glyx)
Mineralwasser

Der AMB®-Tipp:
Für jedes Nahrungsmittel, das man nicht verträgt, gibt es mindestens eines, mit dem man es ersetzen kann. Die Beratung hilft bei der Suche nach Alternativen.

28. Die Abnehm-Bewegung

Bewegung gehört zum Abnehmen wie die erste Geige zum Orchester, wie der Bart zum Propheten oder die Bretteln zum Skifahren. Ohne geht es nicht, da kann man sich Ausreden erfinden, wie man will. Doch Sport ist nicht jedermanns Sache. Schon gar nicht, wenn man zu viel Gewicht mit sich herumschleppt. Der innere Schweinehund nagt an den Knochen, bis sie zu müde sind, den ersten Schritt zu tun. Der letzte Rest an Motivation versumpert auf der Couch vor dem Fernseher. Der Körper kann noch so sehr nach einem aktiven Ausgleich verlangen, der ungesunde Geist, der in ihm wohnt, verwandelt ihm die stichhaltigsten Argumente eloquent in stumpfes Nichtstun.

Dass man sich nicht zum Sport zwingen soll, weil das nur noch mehr Widerstand erzeugt, macht die Sache nicht einfacher. Erzwungene Bewegung ist ein gefundenes Fressen für den inneren Schweinehund. Sie sollten nicht müssen, Sie sollten wollen. Und dann auch noch konsequent bleiben, bis die Gewohnheit ihre Macht zeigt.

Der Ausweg aus dem Desaster kostet bloß etwas Überwindung. Die Strategie ist nicht: heftig anfangen und stark nachlassen. Der einzige Weg ist: langsam anfangen und geduldig weitermachen.

Die Lust auf Bewegung wächst mit jedem verlorenen Gramm ganz von selbst. Ein gutes Beispiel dafür ist eine bekannte österreichische TV-Moderatorin, die zu mir kam und mit der AMB-Methode ihr Gewicht reduzieren wollte. „Muss ich Sport machen? Ich bin nämlich keine große Athletin“, sagte sie schon im Beratungsgespräch. „Glauben Sie mir, wenn Sie erst einmal ein bisschen abgenommen haben, werden Sie sich bewegen wollen“, antwortete ich. Und so war es dann auch. Mittlerweile hat sie ansehnlich Kilos verloren und trainiert gerne.

Auch ich selbst brauchte mich als Personal Trainer. Ich war eindeutig das, was man sehr unsportlich nennt, jetzt walke ich drei

Mal pro Woche aus Leidenschaft. Da bin ich an der frischen Luft, es ist nicht besonders anstrengend, und mit jedem Schritt entferne ich mich mehr vom Stress, der mir wie jedem anderen auch ständig auf den Fersen ist.

Für die einen ist es Walken, für die anderen der Crosstrainer im Fitnesscenter, viele suchen den Wettbewerb, andere ein Team, manche wollen den Kopf frei kriegen, einige müssen ihn beschäftigen und sich zum Beispiel Tanzschritte merken. Und wieder andere brauchen ein Prachtstück von einem Salsa-Lehrer. Finden Sie heraus, welche Bewegunsart Ihnen so viel Spaß macht, dass Sie sich vorstellen können, sie regelmäßig auszuüben. Und dann tun Sie genau das: Üben Sie sie aus. Tragen Sie sich die Termine im Kalender ein und behandeln Sie sie, als ginge es um die Abgabe einer wichtigen Arbeit.

Bei jeder Art von körperlicher Betätigung baut man Stresshormone ab und schüttet Glückshormone aus. Die Organe werden besser durchblutet und mit Sauerstoff versorgt. Die Sorgen verschwinden aus dem Hirn und die Fettpölsterchen von der Hüfte. Um das zu erreichen, muss man kein Leistungssportler sein. Manchmal reicht es schon, morgens mit dem Rad zur Arbeit zu fahren. Wenn Sie die Möglichkeit nicht haben, weil die Strecke zu lang ist, dann parken Sie Ihr Auto zumindest nicht gleich ums Eck und gehen das letzte Stück zum Büro zu Fuß. Das geht bei fast jedem Wetter und zu allen Jahreszeiten. Fahren Sie nicht mit dem Lift in den zweiten Stock, nehmen Sie die Treppen. Setzen Sie sich in der Mittagspause nicht in die Kantine, gehen Sie einmal um den Häuserblock. Der Alltag bietet viele Möglichkeiten, sich zu bewegen.

Auch in den eigenen vier Wänden, zwei Beispiele dazu:

Kleine, mit Wasser gefüllte PET-Flaschen können zu Hanteln werden. Stellen Sie sich hüftbreit hin, beugen Sie die Knie leicht durch und halten Sie den Rücken gerade. Dann nehmen Sie die Flaschen in die Hände und strecken die Arme mit den Handflächen vor sich aus. Machen Sie mit dem linken Fuß einen Schritt zur Seite, während Sie die Flaschen zum Oberkörper bewegen. Nach 30 Wiederholungen wechseln Sie die Seite.

Türmen Sie einen Stapel Magazine oder ein paar Telefonbücher auf dem Boden auf und benutzen Sie diese als Stepper. Linker Fuß hinauf, rechter Fuß daneben, linker Fuß wieder auf den Boden, rechter Fuß daneben.

Bevor Sie Wasserflaschen stemmen und auf Magazine treten, sollten Sie sich auf jeden Fall aufwärmen. Das regt den Kreislauf und den Stoffwechsel an, verbessert die Blutzirkulation, erhöht damit die Körpertemperatur, beugt Verletzungen vor und stimmt Sie auf das anschließende Training ein.

Sie können zum Beispiel ein paar Minuten auf der Stelle hüpfen und große Kreisbewegungen mit den Armen machen. Anschließend stellen Sie ein Bein nach vorne und beugen es leicht, das andere stellen Sie durchgestreckt nach hinten. Anspannen, einige Sekunden halten und wechseln. Sechs bis 15 Minuten sollte die Warm-up-Phase im Idealfall dauern.

Bewegung ist immer und überall möglich. Das Einzige, was einen daran hindert, ist man selbst. Will man aber effizient trainieren, liegt immer das nächste Fitnesscenter nahe und die Vorteile auf der Hand. Man kann bei jedem Wetter sporteln. Hat die nötige Beratung in Rufweite. Und damit sowohl die Sicherheit, sich keine Fehler anzutrainieren, als auch die Möglichkeit, genau das Programm zu erwischen, das auf Typ, Befürfnisse, Vorlieben und Notwendigkeit abgestimmt ist. Hat man Übergewicht, sollte man zum Beispiel nicht unbedingt laufen, weil das die Gelenke zu sehr belastet. Selbst die beste Alternative herauszufinden ist ein Leckerli für den inneren Schweinehund, für den Trainer gehört es zum Job.

Ein speziell auf Ihre Persönlichkeit abgestimmtes Fitnesskonzept bekommen Sie vom Profi im Fitnesscenter. Dort stellt Ihnen ein Personal Trainer ein maßgeschneidertes Work-out zusammen, beantwortet alle Fragen, erklärt die Geräte und Übungen und achtet darauf, dass man es nicht übertreibt. Wenn der innere Schweinehund erst einmal mit dem Muskelkater eine Allianz geschlossen hat, kann sich der Mensch gratulieren. Die beiden übernehmen das Kommando über ihn und erklären Ergometer und Laufband, Gewichte und Gestänge zum gemeinsamen Feind. Im Fitnesscenter kann man sich in der Gruppe Verstärkung holen. Dann macht man halt einen Aerobic-, Yoga- oder Pilates-Kurs. Bewegung ist alles.

Der AMB®-Tipp:

Ohne Bewegung kein dauerhaftes Abnehmen. Bewegen Sie sich im Alltag mehr und suchen Sie sich die Sportart, die Ihnen Spaß macht. Wollen Sie ein Fitnessprogramm, das die Fettverbrennung noch mehr ankurbelt, kombinieren Sie Ausdauer- und Kraftsport. Und zwar in dieser Reihenfolge. Macht man es umgekehrt, verbrennt man vor allem Kohlenhydrate und kaum Fett.

29. Entspannt abnehmen, gelassen bleiben

AMB ist eine der lockersten Arten, abzunehmen. Anfangs, das höre ich immer wieder, zögert man etwas, bis man die Grundzüge verinnerlicht und die Rechnerei auf der Reihe hat.

Da jongliert man mit den täglichen Eiweißmengen und Fettrationen, bis man sie so beisammen hat, dass einem das Ganze auch noch schmeckt, nur um draufzukommen, dass man mit der Kalorienanzahl danebenliegt. Dann hat man die Kalorien im Griff, das Eiweiß gezähmt und sogar das Fett zur Räson gebracht, dabei aber vergessen, dass man zur Zubereitung ja auch noch etwas Öl braucht. Und schon fängt man wieder von vorne an. Oder man isst nach dem Tagesplan, den man sich gestern ausgerechnet hat, bis er einem zwei Wochen später zum Hals heraushängt.

Aber dann, das höre ich spätestens nach den ersten drei, vier Wochen immer wieder, wird das Stöhnen zu einem Seufzer der Erleichterung.

Erstens, weil meine Kunden nicht mehr die Nährwerte jedes Lebensmittels zum xten Mal nachschlagen müssen. Zweitens, weil sie immer mehr Alternativen finden und die Zusammenstellung ihrer Speisen damit im Detail variieren können. Drittens, weil sie auch alles, was sie zu Beginn überfordert hat, von der Nährstoffdichte über den Glykämischen Index bis zu seiner cleveren Schwester, der Glykämische Last, miteinbeziehen.

Das Prinzip von AMB versteht man schnell. Es in den Alltag einzubauen erfordert Disziplin. Dafür relaxt der Körper umso flinker. Er bekommt ja nur noch, was er locker verarbeiten kann, und ist energetisch wunderbar ausgeglichen. Um auch das Gemüt, das in der Umstellung immer etwas bockiger ist, in den Genuss dieser ausbalancierten Annehmlichkeit zu bringen, kann man gut und gern nachhelfen. Spezielle, autogene Übungen machen Sie auch seelisch gelassener und unterstützen damit beim Abnehmen.

Stress entsteht, wenn ein Gleichgewicht aus dem Gleichgewicht gerät. Das passiert zum Beispiel, wenn man mehr zu tun hat, als man schaffen kann. Oder mit einem Problem konfrontiert wird, für das man nicht sofort eine Lösung findet. Oder einer Sache mehr negative Gefühle entgegenbringt, als man müsste.

Ist man dem Stress permanent ausgesetzt, legt die körpereigene Abwehr ihre Waffen nieder und die Verdauung arbeitet langsamer. Aus lauter Solidarität erinnert sich der Rücken, was für ein Kreuz er am Buckel herumträgt. Die Wirbelsäule weiß nicht mehr, was sie für eine Haltung dazu einnehmen soll. Das Gehirn zerbricht sich den Schädel, bis es Kopfweh bekommt. Der Blutdruck regt sich so auf, dass der Kreislauf gar nicht mehr anders kann, als sich das zu Herzen zu nehmen. Die Gelenke werden ungelenk. Der Schlaf will vor dem allen nicht mehr die Augen schließen. Die Konzentration findet, dass Störungen nicht das Schlimmste sind, was ihr passieren kann. Und Antriebslosigkeit kann nicht mehr anders, als sich gehen zu lassen. Nur Burn-out und Depressionen sind mit jedem Tag besser drauf.

Mit einigen einfachen Übungen kann man der Überbelastung lange vorher entkommen.

Autogenes Training ist eine Art Selbsthypnose, weil man sich selbst von einem wachen in einen hypnotischen Zustand versetzt. Das geht zum Beispiel durch die Konzentration auf den eigenen Körper, auf den Atem oder den Herzschlag. Dadurch weiten sich die Arterien, der Blutdruck sinkt. Wichtig ist, dass man ungestört ist, wenn man autogen trainiert. Ziehen Sie sich also an einen ruhigen Ort zurück, notfalls kann das auch das stille Örtchen sein, schalten Sie Ihr Handy ab und machen Sie es sich gemütlich. Setzen Sie sich bequem hin oder legen Sie sich auf den Boden. Die Unterarme ruhen auf den Oberschenkeln, Kopf und Schultern fallen leicht nach vorne. Die Beine sind etwas geöffnet, die Füße stehen mit der ganzen Sohle am Boden. Beginnen Sie mit der sogenannten Schwereübung.

Schließen Sie die Augen und sagen Sie mehrmals in Gedanken so etwas wie: Ich bin ruhig und entspannt. Das nennt man eine Ruheformel. Dann konzentrieren Sie sich nur auf den rechten Arm. Sind sie Linkshänder, dann zuerst auf den linken. Und dann sagen Sie sich: Mein rechter/linker Arm ist angenehm schwer. Wiederholen Sie das fünf Mal. Dasselbe machen Sie mit dem anderen Arm, den Beinen, den Hüften, dem Nacken und so weiter. Zwischendurch atmen Sie einmal kräftig ein und wieder aus und wiederholen die Ruheformel. Für die Konditionierung ist es wichtig, dass Sie die Worte, die Sie gewählt haben, nie verändern.

Übt man fleißig, wird der gesamte Körper bald ganz von allein angenehm schwer. Etwa fünf Minuten später zeigt sich die Wirkung und man ist tatsächlich ruhig und entspannt. Am Ende der Übung schlägt man die Fäuste Richtung Schultern, ohne diese zu berühren, lässt die Arme auf die Oberschenkel sinken und wiederholt das Prozedere fünf Mal. Zum Schluss lässt man die Fäuste oben, atmet tief ein und öffnet Hände und Augen gleichzeitig. So holt man sich aus der Selbsthypnose zurück. Will man nach dem Training einschlafen, kann man auf diesen Muntermacher verzichten.

Noch schneller und einfacher funktioniert eine psychosomatische Übung. Weil die körperliche mit der geistigen Erholung im Gleichschritt geht, legt oder setzt man sich auch dabei hin, schließt die Augen und spannt einen Körperteil nach dem anderen kurz an und relaxt dann wieder. Beginnen Sie bei den Zehen und arbeiten Sie sich langsam nach oben.

Gelassenheit erlangt man aber auch, wenn man sich für fünf bis zehn Minuten hinlegt, die Augen schließt, die Muskeln lockert und die Gedanken auf eine Reise schickt. Samt Sorgen und Problemen. Beamen Sie sich an einen verlassenen Sandstrand oder irgendeinen anderen Ort Ihrer Träume. Hören Sie die Wellen rauschen, riechen Sie das Meer, spüren Sie den Sand durch Ihre Zehen rieseln und kommen Sie erst zurück in die Realität, wenn Ihnen danach ist.

Oder Sie stellen sich einfach vor, wie Sie aussehen und sich fühlen werden, wenn Sie Ihr Wunschgewicht erreicht haben.

Der AMB®-Tipp:
Abnehmen mit Bioresonanz ist an sich schon stressfrei. Jede Übung, die zu mehr Gelassenheit führt, hilft zusäzlich. Entspannung gibt's auch am Handy, zum Beispiel eine Applikation namens Power Relax, die das auf Knopfdruck erledigt. Gehirnwellensynchronisation, angenehme Trance-Sprache und ruhige Klänge versetzen Sie in einen Zustand der Tiefenentspannung, wie man ihn sonst nur durch jahrelange Übung der Meditation erreicht.

30. Rezepte

SUPPEN

Grüne Schlank & Fit Suppe von AMB

Die AMB® Grüne Schlank & Fit Suppe liefert dem Körper einen großen Teil des Tagesbedarfs an Vitalstoffen, eine hohe Nährstoffdichte, sie enthält Ballaststoffe und deckt auf geschmackvolle Art einen Teil des Flüssigkeitsbedarfs ab. Die AMB® Grüne Schlank & Fit Suppe ist eine physiologische Schatztruhe, die dem Körper ein gesundes Abnehmen ermöglicht. Alle Nährwertangaben sind Circa-Werte.

Zutaten für einen großen Topf Suppe, auch zum Einfrieren:

1 Knolle Knoblauch
2 Stk. große Zwiebeln oder 1 Bund Jungzwiebel
1 Stk. Lauch (Porree)
2 Stk. grüne Paprika
1 Bund Brokkoli (500 g)
1 Bund Stangensellerie
1 Becher Cocktailtomaten
1 EL Basensuppe klar (Hildegard von Bingen)

Zubereitung:

Mit Wasser auffüllen und ab dem Aufkochen nur 3 Minuten kochen. Anschließend mixen. Suppe in den Topf geben, 1 gestrichenen EL Soja Cuisine oder Rama fine oder Schlagobers lactosefrei hinzufügen, mit Wasser auffüllen, Suppenwürfel dazugeben, 1 x aufkochen – fertig. Salz, Pfeffer, Gewürze nach Wahl erst in die fertige Suppe geben.

Als Wintersuppe eventuell 3 bis 5 getrocknete Steinpilze dazugeben. Wenn erlaubt, einen kleinen, mehligen Erdäpfel mitkochen.

Suppeneinlage

Zutaten für 1 Portion:

50 g nudelig geschnittener Putenschinken (oder Schinken nach Wahl)
1 Scheibe Vollkornbrot oder Vollkorntoast (Dinkel, Weizen, Roggen, Mischbrot) getoastet
1 Scheibe Goudette oder Tilsette oder 1 EL Parmesan

Nährwertangaben für einen Teller:
1 Teller Suppe ca. ¼ l: 30 kcal, 5 g Eiweiß, 1 g Fett
1 Stk. Vollkornbrot oder -toast: 100 kcal, 5 g Eiweiß, 2,5 g Fett
50 g Putenschinken (Wiesbauer leicht): 50 kcal, 10 g Eiweiß, 0,5 g Fett
30 g Goudette: 60 kcal, 10,2 g Eiweiß, 2,1 g Fett
Suppe + Einlagen = komplette Mahlzeit: 240 kcal, 28,2 g Eiweiß, 5,6 g Fett
1 Teller Suppe + Goudette: 90 kcal, 13,2 g Eiweiß, 2,6 g Fett

Basensuppe selbst gemacht

Zutaten für 4 Personen oder für 1 Person für 5 Tage zum Entschlacken:

500 g Gemüse (zum Beispiel Zucchini, Melanzani, Fenchel, Stangensellerie, Knollensellerie, Lauch)
Frische Kräuter (zum Beispiel Kerbel, Dille, Liebstöckel, Estragon, Basilikum, Thymian, Rosmarin)
500 ml Wasser

Zubereitung:

Gemüse klein schneiden, in einem Suppentopf in 1 TL Olivenöl anbraten und mit Basensuppe aufgießen. Kochen, bis das Gemüse gar ist. Soja Cuisine einrühren, mit Salz und Pfeffer abschmecken. Gemüse klein schneiden und im Wasser kochen. 30 Minuten ziehen lassen, Suppe abgießen und aufbewahren.
Nährwertangaben für 250 ml: 30–40 kcal, 3 g Eiweiß, 1–3 g Fett

Basenflüssigkeit

Im Gegensatz zur Basensuppe mit Gemüse dient die Basenflüssigkeit zur Entschlackung und gleicht den Säure-Basen-Haushalt aus. Man trinkt sie abgeseiht oder isst sie mit dem Gemüse über mehrere Tage.

Nährwertangaben für 1 Portion: 45 kcal, 3 g Eiweiß, 1 g Fett

Zutaten:

200 g Gemüse (Zucchini, Kohlrabi, Lauch)
400 ml Basensuppe (Reformhaus)
2 EL Soja Cuisine
Salz
Pfeffer
1 TL Olivenöl

Zubereitung:

Gemüse klein schneiden, in einem Suppentopf in 1 TL Olivenöl anbraten und mit Basensuppe aufgießen.

Kochen, bis das Gemüse gar ist. Soja Cuisine einrühren und mit Salz und Pfeffer abschmecken.

Gemüsesuppen von AMB

Variante 1: Bunte Gemüsesuppe

Nährwertangaben für ¼ l: 40 kcal, ca. 3 g Fett, 8–10 g Eiweiß

Zutaten für 5 Personen oder für 1 Person zum Einfrieren für 3 bis 4 Wochen:

1 Stangensellerie
1 Karfiol
2 Fenchel
4 Paradeiser
1 große Zwiebel
2 Zehen Knoblauch
Paprika (grün, gelb, rot)

1 TL Olivenöl
1 Würfel Gemüsesuppe
Salz, Pfeffer
1 Dose Kräuter der Provence
Wasser

Variante 2: Erdäpfel-Gemüse-Suppe

Nährwertangaben pro Portion: 115 kcal, 17 g Eiweiß, 2 g Fett

Zutaten für 4 Portionen:

3 große Erdäpfel
3 Zwiebeln
3 Stangen Lauch
1 Knollensellerie oder Stangensellerie
Getrocknete Kräuter (Kümmel, Knoblauch, Liebstöckel, Petersilie, Majoran)
Wenig Salz und Pfeffer

1 Würfel Gemüsesuppe aufkochen, große mehlige Erdäpfel zum Binden hineinreiben.

Variante 3: Tomatensuppe oder -sauce

Nährwertangaben pro Portion: 45 kcal, 3 g Eiweiß, 1 g Fett

Zutaten für 4 Personen oder 4 bis 6 Portionen:

6 reife Paradeiser
1 Zwiebel
1 grüner Paprika
Salz
Pfeffer
1/8 l Wasser
1 EL Fastenjoghurt oder Soja Cuisine
1 Würfel Gemüsesuppe
Etwas Süßstoff

Aufkochen, mixen, abseihen

Asiatische Gemüsesuppe

Nährwertangaben für 1 Portion: 40 kcal, 3–5 g Eiweiß, 3–5 g Fett

Zutaten für 4 Personen:

2 kleine Zucchini
2 kleine Karotten
1 roter Paprika
8 frische Shiitake-Pilze
4 kleine Frühlingszwiebeln
2 kleine Knoblauchzehen
1 EL Erdnussöl
1 gehäufter EL Weizenvollkornmehl (kann durch Dinkelvollkornmehl ersetzt werden)
¼ l Gemüsesuppe
2 EL trockener Weißwein oder Sherry
2 EL Sojasauce
Salz
Schwarzer Pfeffer

Zubereitung:

Zucchini, Frühlingszwiebeln und Karotten putzen, schälen und in feine Streifen schneiden. Shiitake-Pilze putzen, die Hüte ebenfalls in feine Streifen schneiden. Knoblauch abschälen und fein hacken. Öl in einer Pfanne erhitzen, Frühlingszwiebeln und Knoblauch kurz anbraten. Zucchini, Karotten und Pilze dazugeben und ca. 3 Minuten mitrösten, dabei ständig umrühren. Mit Mehl bestäuben und kurz anschwitzen. Suppe, Weißwein bzw. Sherry und Sojasauce dazugeben, aufkochen, dabei umrühren und dann zugedeckt bei kleiner Hitze ca. 5 bis 7 Minuten schwach köcheln lassen. Mit Salz und Pfeffer würzen.

Spargel-Garnelen-Suppe

Nährwertangaben für 1 Portion: 75 kcal, 10 g Eiweiß, 5 g Fett

Zutaten für 4 Personen:

500 g Spargel
2 Schalotten
1 Knoblauchzehe
1 EL Olivenöl
½ l Gemüsesuppe
1 EL Sojacreme
1 EL Zitronensaft
200 g Garnelen
Salz
Schwarzer Pfeffer

Zubereitung:

Spargel schälen (nur im unteren Drittel) und schräg in dünne Scheiben schneiden. Schalotten und Knoblauch fein hacken. Öl erhitzen und Schalotten und Knoblauch glasig andünsten. Spargel dazugeben und ca. 3 bis 4 Minuten anrösten. Suppe dazugeben, aufkochen und bei mittlerer Hitze ohne Deckel ca. 7 Minuten köcheln lassen. Die Sojacreme mit dem Schneebesen einrühren, mit Salz, Pfeffer und Zitronensaft abschmecken. Zum Schluss die Garnelen dazugeben und noch kurz erwärmen.

Tipp: Mit 2 EL Bindemittel aus dem Reformhaus kann man das Rezept auch als Pastasauce verwenden.

Shrimpssalat mit Sojasprossen

Nährwertangaben für 1 Portion: 265 kcal, 17 g Eiweiß, 11 g Fett

Zutaten für 1 Portion:

50 g geschälte Shrimps
100 g Sojasprossen frisch
100 g Zucchini
1 kleiner roter Paprika
1 kleiner grüner Paprika
1 Frühlingszwiebel
2 EL Balsamico
1 EL Olivenöl
Salz
Cayennepfeffer

Zubereitung:

Die Sprossen in einem Sieb heiß abwaschen und gut abtropfen lassen. Zucchini waschen und in feine Streifen schneiden. Paprikaschoten halbieren, waschen, putzen, jeweils eine Hälfte in kleine Würfel schneiden. Frühlingszwiebel waschen und schräg in dünne Ringe schneiden. Shrimps kalt abwaschen und gut abtropfen lassen. In einer Schüssel den Balsamico-Essig mit Öl, Salz und Pfeffer verrühren. Alle restlichen Zutaten vorsichtig mit dem Dressing vermischen und servieren.

Griechischer Salat

Nährwertangaben für 1 Portion: 340 kcal, 13 g Eiweiß, 17 g Fett

Zutaten für 1 Portion:

1 kleine Zwiebel
2 Paradeiser
1 grüner Paprika
1 kleine unbehandelte Gurke (ca. 100 g)
50 g Schafkäse
4 schwarze Oliven
Blattsalat
Salz
Schwarzer Pfeffer
Oregano
1 TL Olivenöl
2 Scheiben Vollkornbrot

Zubereitung:

Gurken schälen, Paradeiser waschen, alles in Scheiben schneiden. Paprika waschen, putzen und in feine Streifen schneiden, ebenso die Zwiebel. Alle Zutaten auf einem Teller anrichten, mit Olivenöl beträufeln, mit Salz, Pfeffer und Oregano würzen.

Blattsalat mit Eierschwammerl

Nährwertangaben für 1 Portion: 50 kcal, 6 g Eiweiß, 2 g Fett

Zutaten für 4 Personen:

Häuptel-, Vogerl-, Friseesalat und Lollo rosso
200 g Eierschwammerl
100 g Schinkenwürfel
1 Bund Jungzwiebeln
Weißer Balsamico-Essig
Natives Olivenöl

Zubereitung:

Die geputzten, gewaschenen Eierschwammerl und Schinkenwürfel mit ein wenig Olivenöl gut durchrösten. Die in der Länge nach halbierten und gewaschenen Jungzwiebeln ebenfalls scharf anbraten. Jetzt den Blattsalat mit Balsamico-Essig und Olivenöl marinieren. Die Eierschwammerl und den Schinken darüber verteilen. Zum Schluss die gebratenen Jungzwiebeln dekorativ daraufsetzen.

Tipp: Je nach Geschmack mit frischen Kräutern bestreuen.

Rezept aus dem Restaurant Kupferdachl in Katzelsdorf.

Gemüsepfanne

Nährwertangaben für 1 Portion: 100 kcal, 2 g Eiweiß, 11 g Fett

Zutaten für 4 Personen:

2 Zucchini
1 Becher Cocktailtomaten
1 Bund Frühlingszwiebeln
1 Stange Lauch
1 gelber Paprika
1 roter Paprika
1 grüner Paprika
1 kleiner Becher Champignons
1 EL Olivenöl
1 Pkg. italienische Kräuter (tiefgekühlt)
Salz
Pfeffer

Zubereitung:

Zucchini putzen und in nicht zu dünne Scheiben schneiden. Frühlingszwiebeln und Lauch grob würfeln. Die Paprika waschen, putzen und in breite Streifen schneiden. Champignons putzen und halbieren. In einer großen Pfanne Olivenöl erhitzen und das Gemüse rasch anbraten.

Gebratenes Gemüse im Wok

Nährwertangaben für 1 Portion: 280 kcal, 4 g Eiweiß, 12 g Fett

Zutaten für 1 Portion:

150 g Glasnudeln
8 getrocknete Shiitake-Pilze (oder Champignons)
250 g Chinakohl
1 EL Sesamöl
2 EL Sojasauce
2 Knoblauchzehen

Zubereitung:

Glasnudeln kochen. Pilze putzen und klein schneiden. Den Chinakohl waschen und in Streifen schneiden. Wok erhitzen, Öl dazugeben, das Gemüse kurz anbraten und unter ständigem Rühren einige Minuten weiter braten.

Aus den restlichen Zutaten eine Sauce bereiten und über das Gemüse gießen.

Mit den Glasnudeln vermischen, nochmals kräftig durchrühren und sofort servieren.

Hühnerpfanne mit Gemüse

Nährwertangaben für 1 Portion: 250 kcal, 30 g Eiweiß, 10 g Fett

Zutaten für 1 Portion:

100 g Hühnerbrustfilet
½ grüner Paprika
½ roter Paprika
Cocktailtomaten (1 kleiner Becher)
2 Frühlingszwiebeln
40 g Sojasprossen
2 EL Sojasauce
1/8 l Gemüsesuppe
1 TL Öl
Salz
Pfeffer

Zubereitung:

Hühnerfilets in feine Scheiben schneiden. 1 EL Sojasauce mit Pfeffer vermischen und die Hühnerfilets darin marinieren (ca. 5 Minuten). Roten und gelben Paprika putzen und klein würfelig schneiden. Frühlingszwiebeln in dünne Ringe schneiden. Tomaten waschen und halbieren. Sprossen in einem Sieb heiß abwaschen und abtropfen lassen. Eine beschichtete Pfanne mit dem Öl ausstreichen und erhitzen. Fleisch unter mehrmaligem Wenden 5 Minuten braten, mit der Suppe aufgießen und mit Sojasauce und dem Pfeffer würzen.

Steak vom schwarzen Heilbutt mit Fenchel

Nährwertangaben für 1 Portion: 160 kcal, 32 g Eiweiß, 5 g Fett

Zutaten für 4 Personen:

4 Heilbuttsteaks
2 große Fenchelknollen
Salz
Pfeffer aus der Mühle
Zitrone
Alufolie

Zubereitung:

Fenchel waschen, den Strunk entfernen und den Rest in ca. 2 mm dünne Streifen schneiden. Auf der Alufolie verteilen und den mit Zitrone, Salz und Pfeffer aus der Mühle gewürzten Heilbutt daraufsetzen. Die Alufolie gut verschließen und dann das Ganze im Rohr bei ca. 180° etwa eine halbe Stunde fertig garen.
Tipp: Safranbutter verleiht dem Ganzen eine noch edlere Note.
Rezept aus dem Restaurant Kupferdachl in Katzelsdorf

Kabeljaufilet auf Paradeiser

Nährwertangaben für 1 Portion: 220 kcal, 28 g Eiweiß, 8 g Fett

Zutaten für 1 Portion:

150 g Kabeljaufilet
3 Paradeiser
1 EL Kräuter (8 Kräuter von Iglo)
1 gehackte Knoblauchzehe
1 TL Balsamico
1 TL Zitronensaft
2 TL Rapsöl
Salz, Pfeffer

Zubereitung:

Backrohr auf 200° (Heißluft 180°) vorheizen. Kabeljaufilet abwaschen und trocken tupfen, mit Salz, Pfeffer und Zitronensaft würzen. Paradeiser waschen, Stielansatz entfernen, quer in dicke Scheiben schneiden.

Ein großes Stück Alufolie mit 1 TL Olivenöl einstreichen. Paradeiser darauf verteilen, salzen, pfeffern, mit dem Knoblauch und den Kräutern bestreuen. Fisch darauflegen, mit 1 TL Olivenöl beträufeln. Folie zusammenschlagen und gut verschließen.

Im heißen Ofen ca. 20 Minuten garen.

Zander oder Seelachs in der Folie

Nährwertangaben für 1 Portion: 245 kcal, 34 g Eiweiß, 10 g Fett

Zutaten für 1 Portion:

200 g Blattspinat
1 Schalotte
1 kleine Knoblauchzehe
3 TL Olivenöl
150 g Zander (oder Seelachs)
1 unbehandelte Zitronenscheibe
2 TL Zitronensaft

Zubereitung:

Backrohr auf 225° (Heißluft 200°) vorheizen. Spinat auftauen und abtropfen lassen. Schalotte und Knoblauch fein schneiden. In einer Pfanne 1 TL Olivenöl erhitzen, Knoblauch und die Schalotte andünsten, den aufgetauten Spinat dazugeben, mit Salz und Pfeffer würzen.

Alufolie (ca. 35 x 35 cm) mit 1 TL Olivenöl bestreichen. Den abgetropften Spinat auflegen und das Zanderfilet (Lachsfilet) daraufsetzen, leicht salzen, pfeffern und mit Zitronensaft und 1 TL Olivenöl beträufeln. Anschließend die Zitronenscheibe darauflegen. Die Folie über dem Fisch zusammenschlagen und gut verschließen. Auf einem Backblech im Backrohr ca. 15 Minuten dünsten.

AUFSTRICHE

Olivenpaste als Brotaufstrich

Nährwertangaben für 1 EL: 40 kcal, 1,2 g Eiweiß, 4–6 g Fett

Zutaten für 4 bis 8 Personen:

1 Dose grüne Oliven mit Knoblauchkern
1 TL Sardellenpaste
1 EL Kürbiskerne
1 EL Olivenöl
1 EL Soja Cuisine
Salz
Pfeffer

Zubereitung:

Alle Zutaten mit dem Mixstab pürieren.

Thunfischaufstrich für 4 Personen

Nährwertangaben für 1 Portion: 60 kcal, 10 g Eiweiß, 3 g Fett

Zutaten für eine kleine Schüssel:

1 EL Becel light
1 EL Soja Cuisine
1 Dose Thunfisch in Salzlake
1 Zitronenscheibe
Pfeffer

Zubereitung:

Thunfisch fein zerdrücken und mit den übrigen Zutaten gut vermischen. In eine kleine Schüssel füllen und mit einer Zitronenscheibe verzieren.

Eiaufstrich

Nährwertangaben für 1 EL: 110 kcal, 8 g Eiweiß, 10 g Fett

Zutaten für eine kleine Schüssel:

1 EL Becel light
2 Eier
1 EL Yofu
Schnittlauch
Salz
Pfeffer

Zubereitung:

Eier fein hacken und mit den übrigen Zutaten gut vermischen. In eine kleine Schüssel füllen und mit Schnittlauch verzieren.

Schinkenaufstrich

Nährwertangaben für 1 EL: 10 kcal, 2–3 g Eiweiß, 5–6 g Fett

Zutaten für eine kleine Schüssel:

Becel light
50 g Putenschinken
1 TL Petersilie gehackt
1 EL Yofu

Zubereitung:

Schinken klein würfelig schneiden und mit den übrigen Zutaten gut vermischen. In eine kleine Schüssel füllen und mit Petersilie verzieren.

Kräuteraufstrich

Nährwertangaben für 1 EL: 10 kcal, 1 g Eiweiß, 4–5 g Fett

Zutaten für eine kleine Schüssel:

Becel light
½ Bund Schnittlauch
½ Bund Petersilie gehackt
1 EL Yofu

Zubereitung:

Alle Zutaten gut vermischen und in eine kleine Schüssel füllen. Mit Petersilie verzieren.

HEFEFREIE BROTBACKREZEPTE

Nährwertangaben für 1 Scheibe von 50 g, gültig für alle Brote: 110 kcal, 3–5 g Eiweiß, 3–6 g Fett

Dinkelbrot (Hefe-, Ei- und lactosefrei)

Zutaten:

250 g Dinkelauszugsmehl
250 g Dinkelvollmehl
1 TL Salz
200 ml lactosefreie Milch
200 ml Wasser
100 g Fett
1 Pkg. Weinsteinbackpulver
Körner nach Belieben (Kürbiskerne, Leinsamen, Sesam, Sonnenblumenkerne etc.)

Zubereitung:

Alle Zutaten vermischen, in eine gefettete Kastenform geben und bei 200° 50 bis 60 Minuten backen.

Reismehlbrot

Zutaten:

300 g Reismehl (eventuell Reisflocken)
100 g Maismehl
⅛ l Buttermilch
⅛ l Wasser
½ TL Salz
1 Pkg. Weinsteinbackpulver
2 TL Kümmel
4 EL Honig

Zubereitung:

Aus den Zutaten einen nicht zu klebrigen Teig rühren, in eine ausgefettete Kastenform geben und bei 200° 50 bis 60 Minuten backen.

Irisches Bauernbrot

Zutaten:

500 g Roggenmehl
60 g Haferflocken
1 TL Salz
500 ml Buttermilch
1 Pkg. Weinsteinbackpulver

Zubereitung:

Aus den Zutaten knetet man einen weichen Teig, formt ihn zu einem Brotlaib und legt ihn in eine gefettete Kastenform. Die Oberfläche wird eingekerbt und mit schwarzem Kaffee bestrichen. Bei 200° 40 bis 50 Minuten backen.

Buchweizenbrot

Zutaten:

400 g Buchweizenmehl

½ TL Salz

¼ l Buttermilch

1 Pkg. Weinsteinbackpulver

4 EL brauner Rohrzucker

Zubereitung:

Aus den Zutaten vorsichtig einen nicht zu weichen Teig rühren, in eine gefettete Kastenform geben und bei 225° 40 bis 50 Minuten backen.

Scones

Zutaten:

500 g Weizenmehl

1 Prise Salz

300 ml Milch

75 g Fett

1 Pkg. Weinsteinbackpulver

1 TL Rohrzucker

Zubereitung:

Aus den Zutaten vorsichtig einen nicht zu klebrigen Teig rühren und ruhen lassen. Mit bemehlten Händen durchkneten. Den Teig in vier Teile teilen. Jeden Teil zu einem runden Laib formen, der in Kreuzform tief eingekerbt wird. Auf gefettetem Blech bei 225° 15 bis 20 Minuten backen.

Grundrezept für Kuchen

Nährwertangaben für 1 kleines Stück: 120 kcal, 2 g Eiweiß, 10 g Fett

Zutaten:

20 dag Rohrzucker (od. 10 dag Fruchtzucker)
4 große Eier (4 EL Dotterersatz und Wasser) schaumig rühren
1 V-Zucker
⅛ l Rapsöl dazu und mixen!
30 dag Dinkelmehl
½ Pkg. Backpulver dazu und mixen!
⅛ l lauwarmes Wasser (oder davon ⅓ Rum + ⅔ Wasser)
Nur 1 Sackerl je nach Geschmack:
Mohn
Nuss
Kokos
oder 1 kleines Glas Diätmarmelade

Zubereitung:

Dazumixen und bei 180° 45 Minuten (ohne Heißluft) backen.

Karottentorte

Nährwertangaben für 1 Stück: 200 kcal, 5 g Eiweiß, 10 g Fett

Zutaten für 12 Stück in einer Springform von 24 cm:

25 dag Karotten fein geraspelt
20 dag Weizenvollkorn- oder Buchweizenmehl
15 dag Fruchtzucker
4 Eier oder Eierersatz
3 EL Wasser
1 TL Weinsteinbackpulver
4 EL Diätmarillenmarmelade
Bitterschokolade (70-prozentig) für die Glasur
Wenig Fett und Mehl für die Form

Zubereitung:

Backrohr auf 200° vorheizen.

Eier mit dem Zucker mindestens 4 Minuten schaumig rühren. Backpulver mit Mehl vermengen und die fein geraspelten Karotten untermischen. Vorsichtig unter die Zucker-Ei-Mischung rühren und gleichzeitig das Wasser dazugeben.

Masse in Springform füllen und im Backrohr 25 Minuten backen.

Torte etwas auskühlen lassen und mit erwärmter Marillenmarmelade bestreichen (erwärmte Marmelade lässt sich besser streichen). Bitterschokolade im Wasserbad schmelzen und die Torte damit überziehen.

Tipp: Als Alternative zu Karotten kann man auch Zucchini verwenden.

Erdbeer-Topfen-Creme

Nährwertangaben für 1 Portion: 150 kcal, 16 g Eiweiß, 4 g Fett

Zutaten für 1 Portion:

125 g Erdbeeren
3 EL Magertopfen 10 % (½ Becher)
1 EL fettarme Milch
¼ TL gemahlene Vanille

Zubereitung:

Erdbeeren waschen und klein schneiden. Topfen, fettarme Milch und gemahlene Vanille vermischen, die Erdbeeren vorsichtig unterheben und servieren.

Milchreis mit Apfel

Nährwertangaben für 1 Portion: 355 kcal, 4 g Eiweiß, 2 g Fett

Zutaten für 2 Portionen:

5 dag Vollkornrundreis oder Basmatireis
1 Apfel
¼ l Milch, „Fasten"- oder Sojamilch/Reismilch
1 TL Fruchtzucker oder Süßstoff
Schokoraspel aus 70%iger Bitterschokolade

Zubereitung:

Apfel waschen, schälen und in feine Spalten schneiden. Reis mit Milch in einen Topf geben und Apfelspalten zugeben. Reis kurz aufkochen und je nach Sorte fertig quellen lassen, anschließend den Fruchtzucker einrühren.

Amaranth-Muffins

Nährwertangaben für 1 Stück: 180 kcal, 3–5 g Eiweiß, 12 g Fett

Zutaten für 10 Stück:

250 g Amaranth fein gemahlen
200 g Fruchtzucker
4 ganze Eier (oder nur 1 Ei und 3 Eiklar, oder entsprechenden Eiersatz)
125 ml Mazola-Öl
50 ml Wasser gemischt mit 1 EL Rum
10 g Bio-Weinsteinbackpulver (von Natura, ist gluten- und phosphatfrei)
1 EL frischen Zitronensaft
Früchte nach Geschmack
Zum Beispiel: gedörrte Marillen, Ananas, Zwetschken, kombiniert mit frischen oder Tiefkühlfrüchten, Heidelbeeren, Himbeeren, exotische Früchte (schwefel- und zuckerfrei)

Zubereitung:

Eier mit Öl, Zucker und Zitronensaft verrühren, Amaranth mit Backpulver mischen, nach und nach Wasser zugeben (Wassergemisch bei Bedarf zugeben, der Teig soll nicht fest sein, aber auch nicht zu flüssig).

Papiermanschetten in die Muffinform geben, mit einem Löffel Teig in die Form geben, Früchte zugeben, wieder abwechselnd Teig und Früchte zugeben, bis die Manschette gefüllt ist.

Backrohr auf 200° vorheizen (Heißluftherd 160°) und 20 bis 25 Minuten backen, danach Backprobe machen, fertig.

Anstatt Amaranth kann auch Quinoa oder Buchweizen verwendet oder zu gleichen Teilen gemischt werden.

Man kann das Ganze auch auf ein Backblech streichen.

Fatburner- und Fitness-Shake

Nährwertangaben für 1 Portion: 50 kcal, 1 g Eiweiß, 1 g Fett

Zutaten für 1 Portion:

1 grüner Paprika
1 roter Paprika
1 EL gehackte Petersilie
1 Spritzer Tabasco
100 ml kalter Tomatensaft
100 ml Soja Cuisine oder Yofu
Salz
Pfeffer

Zubereitung:

Paprika waschen und putzen, Sellerie schälen, beides würfeln. Mit Petersilie, Tabasco und Tomatensaft im Mixer pürieren. Soja Cuisine oder Yofu dazumischen und nochmals pürieren. Mit etwas Salz und Pfeffer abschmecken. In ein Glas geben und mit Petersilie garnieren.

Curry-Joghurt-Sauce

Nährwertangaben für 1 Portion: 100 kcal, 7 g Eiweiß, 4 g Fett

Zutaten für 4 Portionen:

1 Zwiebel
1 Knoblauchzehe
½ EL Rapsöl
1 TL scharfes Currypulver
250 ml Gemüsesuppe
1 TL pflanzliches Bindemittel (aus dem Reformhaus)
1 Becher Fastenjoghurt (200 ml)
1 TL Zitronensaft
Schnittlauch
Salz
Schwarzer Pfeffer

Zubereitung:

Zwiebel und Knoblauchzehe fein würfelig schneiden und in heißem Öl glasig dünsten. Curry dazugeben, durchrühren und sofort aufgießen (Curry wird sonst bitter). Mittels Schneebesen das Bindemittel einrühren, salzen, pfeffern und mit Zitronensaft abschmecken.

Nun die Sauce nicht mehr aufkochen.

Vor dem Servieren mit Schnittlauch bestreuen.

Tipp: Die Sauce kann auch kalt gegessen werden – als Beilage zu Fleisch und Gemüse.

31. Menüvorschläge

Menüvorschläge Frühstück

		Portionsgröße	kcal	Eiweiß (g)	Fett (g)	Kohlenhydrate (g)
Frühstück 1	1 Dinkel-VK-Brot	40 g	75	2,8	0,4	15
	1 TL Margarine	6 g	40	–	5	0,1
	Fruchtzucker Marmelade	1 TL	20	0,3	0	4
	1 Tasse Kaffee	150 ml	3	0,3	0	0,3
	Sojamilch	50 ml	22	2	2	–
	Summe		**160**	**5,4**	**7,4**	**19,4**
Frühstück 2	2 Roggen-VK-Toast	40 g	96	3,2	1,6	17,2
	2 Blatt Räucherlachs	35 g	50	7	3	–
	1 Tasse Tee	150 ml	1	0,2	0	–
	Summe		**147**	**10,4**	**4,6**	**17,2**
Frühstück 3	Haferflocken	3 EL	111	3,9	2,1	18,9
	Sojamilch	250 ml	88	10	5	–
	2 Marillen getrocknet	80 g	30	0,6	–	6,2
	½ Apfel gerieben	80 g	40	0,3	0,3	8
	Grapefruitsaft	250 ml	119	1,4	0,3	21,2
	Summe		**388**	**16,2**	**7,7**	**54,3**
Frühstück 4	Vollkornsemmel (Dinkel)	1 Stk.	112	4,1	0,8	21,8
	1 Port. Putenbrust	30 g	33	6,4	0,5	0,4
	2 Gurkenscheiben und 1 Tomatenscheibe		5	0,4	–	0,2
	1 TL Margarine	6 g	40	–	5	0,1
	1 Tasse Matcha Latte Soja	250 ml	88	10	5	–
	Summe		**278**	**20,9**	**11,3**	**22,5**

Menüvorschläge Mittag

		Portionsgröße	kcal	Eiweiß (g)	Fett (g)	Kohlenhydrate (g)
Mittagsmenü 1	Gebratenes Schweinefilet	150 g	161	33	3	–
	Brokkoli	150 g	26	3,2	0,2	2,4
	Vollkornnudeln	210 g	291	12,1	2,3	54,7
	Summe		**478**	**48,3**	**5,5**	**57,1**

Schweinefilet in 3 cm dicke Scheiben schneiden, mit Meersalz und Pfeffer würzen und in einer Teflonpfanne ohne Fett beidseitig anbraten. Im auf 80° vorgeheizten Rohr in der Alufolie ca. 5 Minuten rasten lassen.

Die Vollkornnudeln al dente kochen und mit Meersalz würzen. Brokkoli kurz überbrühen.

		Portionsgröße	kcal	Eiweiß (g)	Fett (g)	Kohlenhydrate (g)
Mittagsmenü 2	Gegrillte Hühnerbrust	150 g	153	35,3	1,1	–
	Gegrillter Chicorée	75 g	11	0,9	0,1	1,5
	Basmatireis	150 g	167	3,4	0,1	36,8
	Tomatenfruchtfleisch	100 g	18	1	0,2	3
	Summe		**349**	**40,6**	**1,5**	**41,3**

Die Hühnerbrust mit Meersalz und Pfeffer würzen und mit einem Rosmarinzweig langsam grillen.

Den Chicoréesalat in der Länge vierteln und den Strunk herausschneiden. Mit dem Fleisch gemeinsam grillen.

Basmatireis ohne Fett kochen und Tomatenfruchtfleisch beigeben. Würzen mit Oregano, Meersalz, Basilikum.

		Portionsgröße	kcal	Eiweiß (g)	Fett (g)	Kohlenhydrate (g)
Mittagsmenü 3	Lachsteak	150 g	196	27,6	9,5	–
	Blattspinat	150 g	26	3,8	0,5	0,8
	Soja Cousine	50 ml	55	1	6,3	1,2
	Knoblauch (1 Zehe)	5 g	6	0,3	–	1,2
	Pellkartoffeln mit Dill (2 Stk.)	140 g	50	1,4	0,1	10,4
	Summe		**333**	**34,1**	**16,4**	**13,6**

Lachs mit Sojasauce und Zitronensaft würzen. In der Teflonpfanne langsam braten.

Den Blattspinat kurz überbrühen, mit Meersalz, Pfeffer und Knoblauch abschmecken und Soja Cuisine beimengen.

Kartoffeln in der Schale kochen, schälen und in 2 cm dicke Scheiben schneiden, mit dem Fisch mit rösten.

Gehackten Dill über die Kartoffeln streuen.

Mittagsmenü 4	Garnelen	8 Stk.	240	48,8	–	2,4
	Asia-Wok-Mix	200 g	118	4,6	5,6	12,2
	Rote Currypaste	¼ TL	–	–	–	–
	½ Zwiebel	25 g	17	0,8	0,2	3,4
	Basmatireis	150 g	167	3,4	0,1	36,8
	Kokosmilch halbfett	150 ml	40	0,4	0,5	10,3
	Summe		**582**	**58**	**6,4**	**65,1**

Garnelen mit Sojasauce und Zitronensaft würzen und mit gehacktem Zwiebel in der Teflonpfanne rösten. Asia-Wok-Gemüse überbrühen und mitrösten. Mit der Currypaste würzen und der Kokosmilch aufgießen. Meersalz je nach Bedarf. Basmatireis kochen, mit Meersalz würzen und dazu servieren.

Menüvorschläge Abend

		Portionsgröße	kcal	Eiweiß (g)	Fett (g)	Kohlenhydrate (g)
Abendmenü 1	Champignons	150 g	18	3,3	0,3	0,7
	1 Zwiebel	50 g	39	1,7	0,4	6,9
	Soja Cuisine	50 ml	55	1	6,3	1,2
	Summe		**112**	**6**	**7**	**8,8**

Zwiebel und blättrig geschnittene Champignons im Teflontopf anrösten, mit Wasser aufgießen und mit Meersalz, Gemüsesuppenwürze und Pfeffer würzen.
10 Min. einkochen, dann mit Soja Cousine und gehackter Petersilie abschmecken.

Abendmenü 2	Rote Linsen	150 g	528	40,1	2,3	86,7
	½ Zwiebel	25 g	17	0,8	0,2	3,4
	½ Dinkel-VK-Brot	20 g	37	1,4	0,2	7,5
	Kokosmilch halbfett	50 ml	15	0,1	0,2	5
	Summe		**597**	**42,4**	**2,9**	**102,6**

Gehackten Zwiebel im Teflonpfanne anrösten, rote Linsen beimengen und mit Wasser und Gemüsesuppenwürze aufgießen. Linsen weich kochen und mit Kokosmilch, Sojasauce und Meersalz abschmecken.
Mit gerösteten Vollkornwürfeln servieren.

		Portionsgröße	kcal	Eiweiß (g)	Fett (g)	Kohlenhydrate (g)
Abendmenü 3	1 Mango	250 g	62	0,6	0,5	13,2
	1 Sojajoghurt	250 g	150	10	6,8	7
	Summe		**212**	**10,6**	**7,3**	**20,2**

Mangofruchtfleisch würfeln und mit Sojajoghurt pürieren.

		Portionsgröße	kcal	Eiweiß (g)	Fett (g)	Kohlenhydrate (g)
Abendmenü 4	Tofu geräuchert	150 g	263	28,7	14,1	5,4
	1 Knoblauchzehe	5 g	6	0,3	–	1,2
	Häuptelsalat	35 g	3	0,3	0,05	0,3
	Summe		**272**	**29,3**	**14,15**	**6,9**

Räuchertofu in kleine Würfel schneiden, mit Knoblauch in Teflonpfanne anrösten.

Häuptelsalat in mundgerechte Stücke zupfen, mit Weißweinessig und Meersalz marinieren, den gerösteten Tofu mit Meersalz würzen und über den Salat streuen.

Weitere Menüvorschläge

Gedämpfte Forelle mit Salzkartoffeln und Brokkoli

		Portionsgröße	kcal	Eiweiß (g)	Fett (g)	Kohlenhydrate (g)
Mittagsmenü 1	Forelle	150 g	170	30,8	5	–
	Brokkoli	150 g	26	3,2	0,2	2,4
	1 TL Olivenöl	5 g	44	0	5	0
	Salzkartoffeln	140 g	50	1,4	0,1	10,4
	Summe		**290**	**35,4**	**10,3**	**12,8**

Die Forelle mit Zitronensaft und Sojasauce würzen und im Dampfgarer ca. 30 Minuten dämpfen.

Das Gemüse mit dem Fisch mitdämpfen und dann mit Meersalz würzen.

Die Kartoffeln kochen, schälen und mit Meersalz und gehacktem Dill etwas würzen.

Den gedämpften Fisch mit Meersalz und Pfeffer würzen und mit 1 TL Olivenöl nappieren.

Puten-Wok mit Basmatireis

Mittagsmenü 2	Putenfilet	150 g	160	36,2	1,5	0
	Asia-Wok-Mix	200 g	118	4,6	5,6	12,2
	Basmatireis	150 g	167	3,4	0,1	36,8
	1 TL Olivenöl	5 g	44	0	5	0
	Summe		**489**	**44,2**	**12,2**	**49**

Den Reis waschen, mit etwas Meersalz und ca. 200 ml Wasser weich kochen. Das Putenfilet in Streifen schneiden, mit Meersalz, Pfeffer und etwas Sojasauce würzen. Im Wok mit Olivenöl scharf anbraten.
Währenddessen das tiefgekühlte Wok-Gemüse kurz überbrühen und im Wok mitrösten.

Zanderfilet mit Vollkornnudeln und Blattsalat

Mittagsmenü 3	Zanderfilet	150 g	127	28,8	1,1	0
	Vollkornnudeln roh	50 g	162	6,7	1,3	30,3
	1 EL Olivenöl	10 g	88	0	10	0
	Blattsalat	70 g	6	0,6	0,1	0,6
	Summe		**383**	**36,1**	**12,5**	**30,9**

Das Zanderfilet mit Meersalz, Pfeffer, „Englischem Senf" und „Acht Kräutern" würzen und mit Olivenöl in Alufolie bei 200° im Backrohr braten. Vollkornnudeln al dente kochen und mit Meersalz würzen.
Den Blattsalat mit Salz und Balsamico-Essig abschmecken.

Hühnerbrust mit Rosmarin, Süßkartoffeln und Salat

Mittagsmenü 4	Hühnerbrust	150 g	153	35,3	1,1	0
	Süßkartoffeln	150 g	160	2,25	0,87	36
	Tomatensalat	2 Stk. 240 g	42	2,2	0,6	6,2
	1 TL Olivenöl	5 g	44	0	5	0
	Zwiebel	25 g	17	0,8	0,2	3,4
	Summe		**416**	**40,55**	**7,77**	**45,6**

Die Hühnerbrust mit Salz und Pfeffer würzen, in der Jenapfanne mit Olivenöl und einem Rosmarinzweig bei 180° ca. 30 Minuten im Backrohr braten.
Die Süßkartoffeln vierteln, mit der Hühnerbrust im Rohr mitbraten.
Tomatenscheiben mit gehacktem Zwiebel, Balsamico-Essig, Meersalz und Pfeffer marinieren.

32. Die AMB-Fatburner-Wochen

Woche für Woche an Gewicht verlieren. Und zwar genau an den Stellen, an denen man die überflüssigen Kilos nicht haben möchte, und ohne Hungergefühl. Dazu ist eine ausgewogene und durchdachte Ernährung nötig. Deshalb möchte ich Ihnen jetzt einen Zwei-Wochen-Fatburner-Menüplan präsentieren. Damit kommt der Genuss beim Abnehmen bestimmt nicht zu kurz.

FATBURNER-WOCHE 1

Montag		kcal	Eiweiß	Fett
Frühstück	1 Stk. Vollkornbrot/Tee/Kaffee	100	4	1,7
Vormittag und Mittag	500 g Fastenjoghurt			
	150 g (½ Pkg.) Himbeeren	282	27	1,3
Nachmittag	Kaffee/Tee			
	100 g Gouda 0,2 %	154	38	0,2
	1 Stk. Tomate oder 3 Stk. Essiggurkerl			
	Oder ½ Paprika	30	–	–
Abend	100 g Putenschinken (Wiesbauer)	90	19	1
	100 g gek. Kartoffeln	70	2	0,1
	3 Stk. Gurkerl	30	–	–
	Summe	**756**	**90**	**4,3**

Dienstag		kcal	Eiweiß	Fett
Frühstück	Tee/Kaffee	–	–	–
	1 Stk. Vollkornbrot (40 g)	100	4	1,7
Vormittag	200 g Fastenjoghurt	90	10,4	0,2
	100 g (kleine) Banane	65	0,4	0,2
Mittag	150 g Gauda 0,2 %	230	57	0,3
	1 Stk. Paprika rot	50	2	0,8
Nachmittag	Kaffee/Tee	–	–	–
	1 Stk. Vollkorntoast	50	1,6	0,7
Abend	6 Stk. Garnelen (gegrillt)	200	36,6	6
	Rucola-Salat mit Tomate	50	–	–
Summe		**835**	**112**	**9,9**

Mittwoch		kcal	Eiweiß	Fett
Frühstück	Tee/Kaffe	–	–	–
	1 Stk. Vollkornbrot	100	4	1,7
	Oder 2 Stk. Vollkorntoast	(100	2	2)
Vormittag	200 g Fastenjoghurt	90	10,4	0,2
	100 g (kleine) Banane	65	0,4	0,1
Mittag	100 g Putenbrustschinken	90	19	1
	100 g Gouda 0,2 %	145	38	0,2
Abend	6 Stk. Garnelen (gegrillt)	200	36,6	6
	(oder Seezunge)			
	Thunfisch-Carpaccio	65	6,6	4,5
	Salat	30	–	–
Summe		**785**	**113-115**	**13,7-14**

Donnerstag		kcal	Eiweiß	Fett
Frühstück	Tee/Kaffee	–	–	–
	1 Stk. Vollkornbrot	100	4	0,7
Vormittag	1 Fastenjoghurt 200 g			
	1 EL Beeren	100	11	0,2
Mittag	100 g Putenschinken (Wiesbauer)	90	19	1
	1 Stk. Vollkorntoast	50	1	1
	1 Paprika grün	30	1,8	0,5
Nachmittag	1 Paprika rot	50	2	0,8
Abend	1 Dose Thunfisch (Diamant blau)	228	50	2,7
	100 g (1/3 Pkg.) Sojabohnen	112	9	4,8
	1 Stk. Vollkorntoast	50	1	1
Summe		**810**	**98,8**	**12,7**

Freitag		kcal	Eiweiß	Fett
Frühstück	Tee/Kaffee	–	–	–
	1 Stk. Vollkornbrot	100	4	1,7
Vormittag	1 Fastenjoghurt			
	1 EL Beeren	100	11	0,3
Mittag	150 g ger. Forelle	180	32	5,6
	1 Stk. Vollkorntoast			
Nachmittag	Kaffee/Toast	50	1	1
Abend	150 g gek. Sojabohnen	225	18,4	9,5
	100 g Putenschinken	90	19	1
	(in kleinen Streifen, ev. gebraten)			
	100 g Kartoffeln gek.	70	2	1
Summe		**815**	**87,4**	**20,1**

Samstag		kcal	Eiweiß	Fett
Frühstück	Tee/Kaffee	–	–	–
	1 Stk. Vollkornbrot	100	4	1,7
Vormittag	1 Fastenjoghurt (200 g)			
	1 kleine Banane (100 g)	150	11	0,3
Mittag	150 g Pute natur, gegrillt	250	33	9
	100 g Kartoffeln gek.	70	2	0,1
	Salat grün	20	1	2
Nachmittag	Kaffee/Tee	–	–	–
	1 Stk. Vollkorntoast	50	1	1
Abend	200 g Garnelen	285	44	11
	75 g Vollreis gekocht	85	2	0,6
	Grüner Salat	20	1	2
Summe		**1030**	**99**	**27,7**

Sonntag		kcal	Eiweiß	Fett
Frühstück	Tee/Kaffee	–	–	–
	1 Stk. Vollkornbrot	100	1	1
	1 Ei	80	7	7
	50 g Toastschinken	60	10	2,2
Mittag	150 g Forelle gegrillt	170	30	10
	100 g Kartoffeln gek.	70	2	0,1
	Salat grün	30	1	1
	1 Birne (Alexander) 250 g	130	1	0,7
Nachmittag	Kaffee/Tee	–	–	–
	1 Stk. Vollkorntoast	50	1	1
Abend	100 g Gouda	155	38	0,2
	2 Stk. Vollkorntoast	100	2	2
	1 kl. Tomate	10	–	–
Summe		**955**	**93**	**25,2**

FATBURNER-WOCHE 2

Montag		**kcal**	**Eiweiß**	**Fett**
Frühstück	Dinkelbrot/Kaffee	100	4	1,7
Vormittag	200 g Joghurt (lactosefrei 18 %)	114	10,6	3,6
	100 g Heidelbeeren	41	0,6	0,6
Mittag	180 g Schinken (Hofstätter)	174	34	3,4
	100 g Gauda 0,2 %	154	38	0,2
Abend	150 g Hühnerfleisch	153	35,3	10
	½ Becher Joghurt mit geraspelten Zucchini	89	8	2,5
Summe		**825**	**130,5**	**22,0**

Dienstag		**kcal**	**Eiweiß**	**Fett**
Frühstück	1 Vollkornbrot/Kaffee	100	4	1,7
Vormittag	200 g Joghurt	114	10,6	3,6
	100 g Erdbeeren	31	–	–
	100 g Banane	64	0,8	0,1
Mittag:	150 g Rindersteak	211	33,8	6,8
	100 g Kartoffeln	70	2	1
	0,75 g Vogerlsalat	11	0,9	0,1
Abend	150 g Thunfisch	174	37,8	2,1
	1 Paprika rot	55	2	0,8
	100 g Gouda	154	38	0,2
Summe		**984**	**129,9**	**16,4**

Mittwoch		kcal	Eiweiß	Fett
Frühstück	1 Vollkornbrot/Kaffee	100	4	1,7
Vormittag	200 g Joghurt	114	10,6	3,6
	100 g Banane	64	0,8	0,1
Mittag	150 g Branzino mit Petersilie, Knoblauch	138	27,6	3
	100 g Kartoffeln	70	2	1
	75 g Vogerlsalat	11	0,9	0,1
Nachmittag	100 g Käse	154	38	0,2
Abend	150 g Thunfisch	174	37,8	2,1
	1 Paprika gelb	45	1,8	0,5
	150 g Fenchel	34	3,4	0,4
Summe		**904**	**126,9**	**12,7**

Donnerstag		kcal	Eiweiß	Fett
Frühstück	1 Vollkornbrot/Kaffee	100	4	1,7
Vormittag	200 g Joghurt	114	10,6	3,6
	100 g Himbeeren	50	–	–
Mittag	100 g Schinken gefüllt	98	19	2
	200 g Topfen und Kren	180	24	4,3
	1 Paprika rot	55	2	0,8
Abend	150 g Hühnerfleisch	174	35,3	1,1
	200 g Champignons	24	2,2	0,4
	100 g Gouda	154	38	0,2
Summe		**949**	**135,1**	**14,1**

Freitag		kcal	Eiweiß	Fett
Frühstück	1 Vollkornbrot/Kaffee	100	4	1,7
Vormittag	200 g Joghurt	114	10,6	3,6
	100 g Beeren	50	–	–
Mittag	3 Stk. Dorsch	120	39	1,5
	100 g Sojabohnen	150	12,3	6,3
	3 Essiggurkerl gr.	30	–	–
Nachmittag	1 Paprika gelb	45	1,8	0,5
Abend	100 g Schinken	98	19	2
	100 g Gouda	154	38	0,2
Summe		**861**	**124,7**	**15,8**

Samstag		kcal	Eiweiß	Fett
Frühstück	1 Vollkornbrot/Kaffee	100	4	1,7
Vormittag	200 g Joghurt	114	10,6	3,6
	100 g Banane	64	0,8	0,1
Mittag	150 g Putenfleisch	160	36,2	1,5
	150 g Fenchelgemüse	34	3,4	0,4
	100 g Kartoffeln	70	2	1
Abend	100 g Schinken	98	19	2
	100 g Gouda	154	38	0,2
	1 Paprika gelb	45	1,8	0,5
	3 Essiggurkerl gr.	30	–	–
Summe		**869**	**115,8**	**11,0**

Sonntag		kcal	Eiweiß	Fett
Frühstück	1 Vollkornbrot/Kaffee	100	4	1,7
Vormittag	200 g Joghurt	114	10,6	3,6
	Zitronensaft	–	–	–
Mittag	150 g Hühnerfleisch	153	35,3	1,1
	100 g Sojabohnen	150	12,3	6,3
	50 g Basmatireis gekocht	56	1,2	0,2
Nachmittag	1 Brot	100	4	3,6
Abend	100 g Putenstreifen	160	36,2	6
	75 g Vogerlsalat	11	0,9	0,2
	2 kleine Tomaten à 60 g	21	1,1	0,3
Summe		**865**	**105,6**	**23**

Und hier noch ein paar Vorschläge für kalte Gerichte, die man mittags oder abends als Alternativen genießen kann.

	kcal	Eiweiß	Fett
1 Dose Thunfisch naturell	228	50,7	2,7
(Vier Diamanten 195 g)			
Salz, Pfeffer 1 TL Öl, Balsamico	20	–	2,3
Ev. 1 EL Vollreis 10 g	12	0,2	–
Oder			
100 g Sojabohnen	112,5	9,2	4,8
100 g Putenbrust natur (Putenstreifen gebraten)	110	20	2
100 g Sojabohnen gekocht	112,5	9,2	4,8
2 Essiggurkerl kl.	10	–	–
500 g Fastenjoghurt natur (ev. Süßstoff)	225	25	0,5
300 g Himbeeren	114	3,33	1,5
1 Dose Thunfisch Rio Mare 16 g	171	40	1,3
50 g Sojabohnen beigeben und marinieren	56,3	4,6	2,4
150 g Forelle geräuchert	180	32,6	5,4
2 Essiggurkerl kl.	10	–	–
100 g Kartoffeln gek.	70	2	0,1
150 g Räucherlachs	210	30	9,3
100 g Kartoffeln gek.	70	2	0,1
2 Essiggurkerl kl.	10	–	–
100 g Putenbrust	90	19	1
1 Paprika rot (150 g)	55	2	0,8

33. Klienten erzählen

„Ich bin 30 Kilo leichter."

Edi Finger junior, 62, Wien

Abnehmen. Ein Wort, das mich mein Leben lang verfolgt. Schrecklich. Mein Vater hat so viele verschiedene Kuren durchgemacht, dass er damit sicher einen Rekord aufgestellt hat. Rückblickend war das der helle Wahnsinn. Renommierte Ärzte haben Menschen förmlich in den Tod gekurt. Da gab es zum Beispiel die völlig idiotische Saftkur. Ein Achterl frisch gepressten Fruchtsaft in der Früh, ein Achterl zu Mittag und eins am Abend. Sonst nichts. Kein Wasser, keine anderen Flüssigkeiten und natürlich nichts zu essen. Das einzige Vergnügen war der tägliche Einlauf.

Dieser Kurwahnsinn war nur durch die Apfelkur eines Wiener Arztes zu toppen. Einer der für mich besten Musiker der Welt, Fatty George, hat mir damals seinen Gewichtsverlust von 70 Kilogramm präsentiert. Er hat nur Äpfel gegessen, sonst nichts. Während mein Vater nach einer Kur immer einen Herzinfarkt bekam, hat der arme Fatty George seine Kur nicht überlebt.

Aufgrund dieser Erfahrungen habe ich mich mit größter Skepsis und mit allen Vorbehalten dieser Erde an Ria Klabuschnigg gewandt. Schon im ersten Gespräch kam die große Erleichterung. „Wir machen keine Fastenkur. Wir essen, aber vernünftig", sagte sie. Der Erfolg war sensationell. In neun Monaten habe ich, ohne auch nur einen einzigen Tag zu fasten oder zu hungern, 30 Kilo abgenommen. Und meine zweite Sorge, der von vielen angekündigte Jo-Jo-Effekt, hat sich nicht bestätigt.

Neben der vernünftigen Betreuung von Ria Klabuschnigg muss man auch unbedingt Sport machen. Drei bis fünf Mal pro Woche für je ein bis zwei Stunden. Ich hatte eine fachlich profunde Trainingsbegleitung im John Harris Fitnesscenter.

Zusammenfassend muss ich sagen: Ich habe meine Ernährung einfach umgestellt, esse gesünder und viel vernünftiger und bin eben wirklich 30 Kilo leichter. Eines ist mir jetzt bewusst: Abnehmen, ohne zu hungern und ohne einseitige Ernährung, ist mit AMB möglich.

„Ich habe keine Ernährungsprobleme mehr."

Otto Wanz, 68, Graz

Ich war 25 Jahre als Berufssportler im Einsatz und beendete 1995 meine aktive Karriere mit einem Gewicht von rund 170 Kilo. Danach hatte ich absolut keine Lust mehr, mich täglich zu quälen, und traf die wohl dümmste Entscheidung meines Lebens. Ich werde nie mehr eine Sporthalle betreten. Und daran habe ich mich leider auch gehalten. Als ich schließlich 230 Kilo wog, hat mir ein Facharzt klargemacht, dass meine Lebenserwartung nicht sehr hoch ist. Nach einigen Crashdiäten hatte ich 200 Kilo, was natürlich immer noch nicht vertretbar war. Dann traf ich zufällig meinen Freund Edi Finger junior und beim Heurigen fassten wir beide den Beschluss, abzunehmen. Wir setzten einen Termin und ein Ziel fest und machten eine Wette daraus. Der Sieger sollte ein Buffet zur Belohnung bezahlen. Nach ungefähr drei Monaten meinte Edi, er habe bereits zehn Kilo verloren, ich erst vier. Da fragte ich ihn, wie er das geschafft hatte.

Edi erklärte mir die AMB-Methode von Frau Ria Klabuschnigg, bei der es nicht darum geht, zu hungern, sondern das Richtige zu essen. Ich ersuchte sofort um einen Termin. 17. März 2011. Anfangs war ich schon skeptisch, aber im Gespräch erörterte mir Frau Klabuschnigg, man müsse fünf Mal am Tag essen, aber eben das Richtige. Ich schmunzelte, konnte mir das nicht erklären, habe mich aber trotzdem strikt an den Plan gehalten und die mir nicht zuträglichen Speisen weggelassen. In den ersten drei Wochen habe ich so 8,5 Kilo verloren. Es war unfassbar. Eigentlich waren mir fünf Mahlzeiten täglich zu viel und ich habe gut gegessen. Nur ein paar Schmankerl hab ich weggelassen und trotzdem diesen Erfolg verbucht.

Nach sechs Monaten konnte ich mein Gewicht um ca. 20 Kilo verringern und ich befinde mich weiterhin auf einem guten Weg. Alle zwei Wochen nehme ich 1,5 Kilo ab. Mein Ziel ist es, 165 Kilo zu erreichen. Dazu muss ich nur noch knapp zehn Kilo abspecken. Und wenn ich das geschafft habe, werde ich nicht wieder in die Vollen greifen, weil ich mich inzwischen an die Ernährung gewöhnt habe. Ich bin körperlich gut drauf und habe keine Ernährungsprobleme mehr.

Liebe Frau Klabuschnigg, ich bedanke mich bei Ihnen und gratuliere zu Ihrem Erfolg. Sie haben es geschafft, meine Einstellung zu ändern, wodurch ich diese Ernährungsumstellung annehmen konnte. Aus diesem Grund sehe ich es als einen Kampf mit zwei Siegern an. Sie haben es schon jetzt beinahe geschafft, aus Big Otto einen Otto zu machen, und ich fühle mich sehr wohl und freue mich über jedes verlorene Kilo. Wenn ich dann in nächster Zeit mein Ziel von 165 Kilo tatsächlich erreicht habe, sind wir beide Gewinner, und dafür bedanke ich mich recht herzlich.

„Ich bin zuversichtlich, mein Zielgewicht bei voller Lebensqualität zu erreichen."

Prinz Max Emanuel Thurn und Taxis, 46 Jahre, Wien

Es ist schon wieder einige Wochen her, dass ich von meinem Freund Edi Finger junior von AMB gehört habe. Wir saßen nett bei einem Essen zusammen und plauderten. Edi war super drauf und dynamisch wie immer, aber doch irgendwie anders. Was war passiert? Edi hatte sich verändert. Er war 30 Kilo leichter. Ich dachte, dass gibt es doch nicht, 30 Kilo weniger, und der ist super drauf, statt leidend, matt und unlustig auszusehen. Ich wollte wissen, wie das möglich ist.

Edi erzählte, was, wie und wo er das gemacht hatte, und so hörte ich von AMB und von Ria Klabuschnigg. Ich machte mir einen Termin aus und war überrascht, wie einfach AMB in mein Leben einzuplanen war.

Ich bin Produzent eines speziellen Vino Frizzante, vertreibe ihn auch, und bin somit oft viele Stunden im Auto unterwegs. Natürlich muss ich mein Produkt auch präsentieren und gemeinsam mit dem Kunden verkosten. Aber auch das war kein Problem bei AMB.

Ich wurde getestet, therapiert und mir wurde genau erklärt, wie ich mein Essverhalten gestalten sollte. Mit einer Liste, die genau vorgab, was ich meiden sollte und was ich machen darf, bin ich dann gut informiert in mein neues Essvergnügen entlassen worden. Die unterstützende Therapie, um Heißhungerattacken auszubremsen, zeigte bei mir einen sofortigen Erfolg.

Ich konnte von Anfang an meine neuen Ernährungsmaßnahmen gut anwenden, aß mehr als bisher, verkostete weiter bei Präsentationen meinen Vino Frizzante, verlor an Gewicht und war gut gelaunt wie nie zuvor. Regelmäßig gehe ich zur AMB-Therapie, Ria Klabuschnigg meinte, dass mein Vino Frizzante für Abnehmer eine gute Möglichkeit bietet, auf ein gutes Glas Alkohol nicht verzichten zu müssen.

Ich freue mich, dass ich schon zehn Kilogramm weniger auf die Waage bringe, und bin voller Zuversicht, mein Zielgewicht in den nächsten Monaten bei voller Lebensqualität zu erreichen.

„Ich halte mein Gewicht seit 18 Jahren.“

Monika Jung, 52, Matzendorf

Als ich im Juni 1992 die AMB-Methode entdeckte, war es meine letzte Hoffnung, jemals wieder schlank zu werden. Ich hatte so ziemlich jede Diät hinter mir, und nachdem ich zehn Kilo verloren hatte, nahm ich 20 wieder zu. Dadurch hatte ich immer 50 Kilo zu viel auf den Hüften. Die AMB-Methode war auch meine letzte Chance.

Anfangs war ich skeptisch. Warum sollte ausgerechnet dieses Konzept zum Erfolg führen, obwohl es mit unzähligen, vielversprechenden Diäten nicht gelungen ist? Ich wusste ja, wie ich abnehmen konnte, nur das Gewicht zu halten gelang mir nicht. Doch wider meine zurückgeschraubten Erwartungen half mir AMB sofort nach der ersten Sitzung. Essen war für mich zweitrangig geworden, ich dachte einfach nicht mehr so sehr daran, wie ich es früher getan hatte. Es fiel mir viel leichter, abzuspecken und mein Gewicht zu halten.

Nach der ersten Austestung habe ich noch befürchtet, dass mir keine Lebensmittel bleiben, die ich essen kann, weil bei mir viele Nahrungsmittelunverträglichkeiten festgestellt wurden. Es war schwierig für mich, einzukaufen. Als ich mich aber dazu aufraffte, fiel mir auf, dass es für so ziemlich jedes Nahrungsmittel, das ich nicht vertragen habe, einen Ersatz gab. Meine Ernährung musste ich freilich umstellen, doch in Kombination mit der Bioresonanztherapie war das kein Problem. Nur dass ich immer die Kalorien zählen musste, erschien mir anfangs etwas mühsam. Doch ich gewöhnte mich schnell daran und irgendwann war es für mich ein Ansporn. Ich machte es zu einem Spiel, so wurde das Kalorienzählen für mich sogar zu einer Freude. Jeden Tag konnte ich feststellen, wie verblüffend wenig ich gegessen hatte.

Die Gewichtsreduktion fiel mir von Therapie zu Therapie leichter. Ich fühlte mich immer wohler, ausgeglichener und war auch leistungsfähiger. Das Leben machte wieder Spaß. Schokolade und Schnitzel waren keine Versuchungen mehr, mir graute sogar davor. Das war für mich das Wunder von AMB.

Zu Beginn hatte ich die Bioresonanztherapie alle zwei Wochen nötig, später dann nur alle drei und schließlich nur noch alle vier Wochen. Frau Klabuschnigg hat mir bei der ersten Sitzung geraten, niemandem von meinen Abnehmplänen zu erzählen. Das hat mir den Druck genommen und nach fünf Monaten hatte ich die ersten 20 Kilo verloren. Innerhalb eines Jahres habe ich es geschafft, von Kleidergröße 48 auf 38 abzuspecken. Mein Gewicht halte ich jetzt seit 18 Jahren, obwohl ich während meiner Schwangerschaft 20

Kilo zugenommen hatte. Mit der AMB-Methode habe ich die gleich wieder verloren. Alle drei Monate gehe ich jetzt zur Erhaltungstherapie und die hilft mir immer noch sehr. Ich kann mir zwischendurch sogar kleine Sünden gönnen, die ich umso mehr genieße. Mit der AMB-Methode wird Abnehmen zu einem Wohlfühlprogramm.

„Ernährung hat für mich einen neuen Stellenwert."

Maria Ofenböck, 51, Bad Sauerbrunn

Bevor ich AMB kennengelernt habe, ging es mir sehr schlecht. Ich hatte Kopfweh, musste mich immer wieder übergeben. Mindestens zwei Mal wöchentlich, und das über einen Zeitraum von zehn Jahren. Alles, wirklich alles, was ich nur in Erfahrung bringen konnte, von A wie Akupunktur bis Z wie Zomic, einem Medikament, ließ ich über mich ergehen. Das kostete viel Geld, geholfen hat es nicht. Urlaube oder auch nur spontane Treffen mit Freunden waren nicht möglich. Die Wochenenden verbrachte ich meist zugedröhnt mit Triptanen, Betablockern und Valium im verdunkelten Schlafzimmer, einem in Minzöl getränkten Waschlappen auf der Stirn, einer Wärmeflasche gegen Schüttelfrost unter der Decke und einem Kübel neben dem Bett. Die Migräne bestimmte mein Leben.

So konnte es nicht weitergehen und ich fasste meinen Entschluss. Es muss sich was ändern. Ich brachte 97 Kilo auf die Waage, war deprimiert, energie- und lustlos. Trotzdem ging ich jeden Tag zur Arbeit. Meine Hausärztin verschrieb mir Medikamente, die mir manchmal sogar halfen. Dann habe ich gelesen, es war im Sommer 2006, dass in meiner Nähe ein AMB-Institut eröffnet, das ich sogar zu Fuß erreichen konnte. Ich sah darin eine Chance, meine Migräne und mein Gewicht loszuwerden, und buchte einen Termin.

Die Dame war sehr freundlich und erklärte mir den Lebensmitteltest, die anschließende Therapie und die AMB-Ernährungsberatung. Auf die Austestung war ich besonders gespannt und fragte mich, ob mir wohl noch ein paar Lebensmittel übrig bleiben würden, die ich essen kann. Auf Eier, Roggen, Weizen, Zucker, Milchprodukte und Schweinefleisch sollte ich zumindest ein halbes Jahr verzichten. Die Therapie erfolgte über Hand- und Fußelektroden und ich dachte mir: „Was passiert denn jetzt?" Doch es hat mir schon bei der ersten Sitzung gutgetan. Ich kann nicht genau erklären, warum es so war, aber ich fühlte mich sofort ausgeglichener, belastbarer und gerüstet für den Verzicht.

Die AMB-Ernährungsinformationen waren für mich verständlich, ich war mir aber nicht sicher, ob ich diese Produkte auch alle in den Supermarktregalen finden würde. Doch ich war neugierig und freute mich darauf, einzukaufen und mein Leben zu ändern. Ich ging ins Reformhaus und bekam dort eine ganz neue Sicht der Dinge. Es gab Köstlichkeiten in Hülle und Fülle und Alternativen zu jedem Lebensmittel, das ich streichen sollte. Ernährung bekam für mich einen neuen Stellenwert.

Anfangs benötigte ich etwas mehr Zeit, um einzukaufen, weil ich auch vieles ausprobieren wollte. Ich habe dann ein Ernährungsprotokoll geführt und gelernt, Mengen zu bewerten – wie das Einmaleins in der Schule. Und schon bald war die Ernährungsumstellung kein Problem mehr. Die Erfahrung war super und ich gut drauf.

Nach zwei Wochen konnte ich eine sehr positive Veränderung meines Gewichts und meines Befindens feststellen. Die Kopfschmerzen waren weg, ich konnte es gar nicht glauben. Für ein halbes Jahr ging ich monatlich zur Therapie, die Heißhungerattacken blieben aus. Nach sechs Monaten hatte ich zehn Kilo verloren, und zwar an den Stellen, an denen ich sie auch verlieren wollte. Meine Migräneanfälle gehörten der Vergangenheit an. Auch heute bin ich noch beschwerdefrei, habe inzwischen 25 Kilo abgenommen und halte mein Gewicht.

„Meine Lebensfreude ist größer."

Karin Leitgeb, 47 Jahre, Wien

Ich wollte schon lange fünf Kilo abnehmen und meinen Körper formen, aber es ist mir nie gelungen, auch nur ein Gramm zu verlieren. Dann habe ich bei einer Veranstaltung im Radisson BLU Palais Hotel, dessen Direktor mein Mann ist, Marion und Edi Finger junior kennengelernt. Als ich den Edi das nächste Mal traf, war er 20 Kilo leichter und erzählte mir von der AMB-Methode. Und kurze Zeit später hatte ich einen Termin bei Frau Ria Klabuschnigg.

Beim Test wurden die Nahrungsmittel ausfindig gemacht, die in meinem Körper Blockaden verursachen. Frau Klabuschnigg hat gemeint, dass ich die eine Zeit lang weglassen soll. Zwei Wochen später hatte ich zwei Kilo weniger, obwohl ich oft zu gesellschaftlichen Veranstaltungen eingeladen war und dort auch immer ein oder zwei Gläser Weißwein getrunken habe. Es ist mir trotzdem nicht ganz leichtgefallen, die erste Woche durchzuhalten, weil ich keine Schokolade und keinen Zucker zu mir nehmen sollte. Doch nach sechs Wochen hatte ich gar kein Verlangen mehr nach Süßigkeiten.

Heute esse ich viel Obst, mein Geschmackssinn hat sich dadurch verändert. Ich empfinde jede Frucht als sehr süß und schmackhaft und genieße sie wie früher die Schokolade. Meine Lebensfreude ist dadurch größer geworden als jemals zuvor. Nach dem Essen fühle ich mich sehr wohl und bin nie aufgebläht oder überessen. In nur sechs Wochen habe ich sieben Kilo abgenommen.

Ich danke Frau Klabuschnigg von Herzen für diese tolle Lebenserfahrung, die ich mit AMB gemacht habe.

„Ich fühle mich wunderbar und durch und durch wohl."

Brigitte Haiden, 66 Jahre, Eisenstadt

Am 7.1.2011 hatte ich meinen ersten Termin im AMB-Institut und 83,70 Kilo. Ich war schockiert. An diesem Tag habe ich mir geschworen, mich an die Empfehlungen von Frau Ria Klabuschnigg zu halten, und begann, ein Abnehmtagebuch zu führen. Ich habe alles, was ich gegessen habe, abgewogen und die Kalorien gezählt.

Die für mich geeigneten Lebensmittel zu finden war anfangs etwas mühsam. Doch mit der AMB-Methode hatte ich schon bald keinen Heißhunger mehr und mein neues Ernährungskonzept wurde zum Hobby. Ich probiere jetzt immer andere Lebensmittel-Zusammenstellungen aus. Probleme habe ich noch manchmal, wenn ich nicht zu Hause esse. Die Aufforderungen, doch eine Ausnahme zu machen und zum Beispiel ein Stück Kuchen zu essen, lehne ich aber immer energisch ab. Einen Schoko- oder Müsliriegel zu essen, also der kleine Snack zwischendurch, hat mir schon gefehlt, aber dann hab ich begonnen, selbst dunkle Kekse zu backen. Anfangs waren sie noch steinhart, doch mithilfe der Damen vom Institut wurden sie dann zum Genuss.

Pro Woche nehme ich einen halben bis einen Kilo ab und werde von Tag zu Tag fitter und gesünder. Alles ist gut. Trotz meiner 66 Jahre fühle ich mich wunderbar und durch und durch wohl. Ich habe meine persönliche Schallmauer von 70 Kilo durchbrochen und wiege jetzt 69,8 Kilogramm. Die Ernährung der AMB-Methode werde ich beibehalten und so gesund alt werden. Sollte ich doch rückfällig werden, mache ich einfach wieder einen Termin im Institut und lasse mir dort helfen.

„Jetzt gefalle ich mir wieder."

Monika Glanner, Künstlername Sonia van Tol, 60 Jahre, Baden

Vor einigen Jahren war ich aufgrund einer Routine-Blutabnahme wegen einer Schilddrüsenunterfunktion bei meinem Hausarzt. Dort las ich in einem Promi-Journal, dass Edi Finger junior und eine bekannte, österreichische TV-Moderatorin mit der AMB-Methode abnehmen möchten. Und da stand noch ein Name, der mir nicht unbekannt war. Klabuschnigg. Mithilfe von Bioresonanz und einer entsprechenden Diät hatte es das Ehepaar 17 oder 18 Jahre zuvor geschafft, meine Hautallergie innerhalb von nur drei Wochen verschwinden zu lassen. Cortison, Tabletten, Cremes und Fachärzte hatten das nicht hinbekommen. Als ich das las, war ich aber noch rank und schlank, hatte die kleinen Gewichtsschwankungen im Griff, eine Folge meiner Schwäche für Süßigkeiten. Dann entsagte ich den Zigaretten aufgrund starker Gesundheitsprobleme und nahm innerhalb eines Jahres 20 Kilo zu.

Ich aß mehr, natürlich auch noch das Falsche, und legte eine Kleidergröße nach der anderen zu. Weil ich nicht besonders groß bin, sah ich schon bald aus wie eine in riesige Stoffteile gehüllte kleine Kugel. Ich dachte, ich müsste etwas dagegen tun, weil ich Lesungen und Moderationen mache und gelegentlich auch in Werbungen oder Filmen mitwirke. Doch man gewöhnt sich an alles und schiebt es einfach auf das fortgeschrittene Alter. Man muss ja nicht ewig hübsch sein, denkt man sich. Der Partner wird das schon akzeptieren, immerhin hatte er doch lange Zeit eine attraktive und schlanke Frau. Mich störte aber von Anfang an meine Behäbigkeit. Alles wurde anstrengender, ich bekam Knieprobleme und fand kein passendes Kostüm, wenn ich wieder einmal in einem Film mitspielen wollte. Ich hatte Größe 46 bis 48. Welch ein Graus, dachte ich insgeheim.

Die Jahre vergingen, und sogar Freunde und Familie dachten nicht, dass ich jemals wieder von meinem Gewicht runterkommen würde. Doch damals, in der Ordination, da traf es mich wie ein Blitz. Denn wenn ich an etwas glaube, dann ist es die Bioresonanz. Und wenn ich etwas mache, woran ich glaube, dann ziehe ich es konsequent durch. Die Stärke kommt vom Kopf. Das habe ich schon gemerkt, als ich aufgehört habe zu rauchen.

Ich hab also angerufen, einen Termin vereinbart, und als ich dann hörte, wie es funktioniert, war mir klar, dass es für mich die richtige Methode ist. Ich instruierte meinen Partner, was er einkaufen musste. Er hatte sich dazu bereit erklärt, mir zu helfen, und unterstützte mich in meinem Vorhaben. Er besorgte hefefreien

Schokopudding, Sojamilch, Joghurt, diverse Fische, die nicht zu teuer sind, bis hin zu hefefreiem Brot und Putenbrustscheiben. Zwischendurch esse ich jede Art von Obst und erfinderische Aufstriche, zum Beispiel gewürzte und pürierte Kichererbsen auf Knäckebrot.

Bevor ich mich wusch und anzog, hab ich mich täglich abgewogen und mit Freude ein aufgehobenes Kleid aus schlankeren Tagen nach dem anderen wieder angezogen. Die purzelnden Kilos haben mich zusehends lustiger und fröhlicher gemacht. Mein Dank gilt Ria Klabuschnigg und ihrer AMB-Methode. Es lohnt sich, das einmal auszuprobieren.

Alles geht jetzt wieder leichter und ich strahle jeden Tag übers ganze Gesicht. Ich bin wieder ich. Zwar ein bisserl älter, aber viel beweglicher. Und ich gefalle mir jetzt wieder. In sechs Monaten hab ich 15 Kilo abgenommen. Mein Partner ist ganz stolz auf mich und mein Durchhaltevermögen.

„Die Kilos schmolzen von Woche zu Woche."

Erika Höltmann, 58, Eisenstadt

Frau Klabuschnigg und ich kennen uns schon seit Jahrzehnten. Deshalb weiß sie auch sehr viel über mich und meine kulinarischen Laster. Zum Beispiel, dass ich ein großer Fan von Schokolade bin, was meiner Figur lange Zeit nichts anhaben konnte. Aufgrund meines stressigen Jobs machte ich irgendwann keinen Sport mehr. Was mir blieb, waren Übergewicht, Bluthochdruck und meine Süßigkeiten. Mein Durchhaltevermögen bei herkömmlichen Diäten war kläglich.

Nachdem wir uns länger nicht gesehen hatten, ebenfalls aufgrund meines Jobs, und hauptsächlich telefonisch miteinander verkehrten, erzählte ich ihr eines Tages von meinem Gewichtsproblem und sie mir von ihrer AMB-Methode. Skeptisch, wie ich nun einmal bin, hörte ich mir das an und dachte: Nicht schon wieder eine Diät, die nichts bringt. Weil ich aber nichts zu verlieren hatte, außer die überflüssigen Kilos, besuchte ich sie in ihrem Institut. Als sie mich sah, lächelte sie und sagte: „Ich freue mich, dass du trotz deiner Skepsis und des Zeitdrucks zu mir kommst." Sie erklärte mir in aller Ruhe, was Abnehmen mit Bioresonanz ist. Auf mich machte das alles einen vernünftigen Eindruck. Bei einer Körpergröße von 1,64 hatte ich damals 87 Kilo.

Ria Klabuschnigg testete mich aus und stellte mir einen Ernährungsplan zusammen. Positiv überrascht darüber, was ich alles essen durfte, versprach ich ihr, mich einige Zeit zusammenzureißen. Und obwohl ich nicht komplett auf meine geliebte Schokolade verzichtete, schmolzen die Kilos von Woche zu Woche. Mittlerweile habe ich ca. zehn Kilo verloren, und es bereitet mir keine Mühe, weiterzumachen. Obwohl ich mir ab und zu ein Glas Sekt und einige süße Sünden genehmige.

Mit AMB, ein bisschen Disziplin und Bewegung kann man ganz leicht abnehmen.

„Mein Heißhunger wohnt jetzt in Ria Klabuschniggs Bioresonanzgerät."

Andrea Tramontana, 52, Wien

Ein Kilo pro Woche abzunehmen kommt meinem Gemüt nicht sehr entgegen. Ich bin ein Alles-oder-nichts-Typ und so legte ich auch meine Abnehmversuche an. Ich aß alles. Und dann wieder nichts. Die Phasen, in denen ich alles aß, waren länger. Und der Jo-Jo-Effekt ging mit mir durch dick und dünn. Wann immer ich einen Anlauf in ein leichteres Leben nahm, rechnete ich mit dem Erfolg. Mit Kalorien oder Nährwerten rechnete ich nicht.

Seit mir Ria Klabuschnigg mit der AMB-Methode ins Leben rannte, mache ich nichts anderes. Ich rechne. Kalorien, Eiweiß, Fett. Im richtigen Verhältnis. Mit Lebensmitteln, die ich vertrage. Und die mir sogar schmecken. Ich setzte mir einen Stichtag, an dem ich schön sein wollte, und das Vorhaben in die Tat um. Ab dem ersten Tag verlor ich Gewicht und mit jedem Gramm etwas von dem sonst so hartnäckigen Gedanken: Wenn ich erst wieder darf! Nach einer Woche war das Ablaufdatum meiner Bemühungen aus meinem Hirn verschwunden. Mit AMB, dachte ich, kann ich alt werden.

Die Wahrheit ist: Mit AMB werde ich ständig jünger. Die 15 Kilo, die ich seither abgenommen habe, sind auch irgendwie von meinem Lebensalter abgefallen. Meine Disziplin muss sich nicht an mir rächen, ich habe sie kaum gebraucht. Und mein Heißhunger wohnt jetzt vermutlich in Ria Klabuschniggs Bioresonanzgerät. Jeden Tag in der Früh stehe ich vor meinem Kleiderkasten wie in einer Boutique und trage Sachen, die ich seit fünf Jahren nicht mehr angehabt habe. Jeden Tag zu Mittag wundert sich irgendwer über meine verdammt gute Laune. Und jeden Tag am Abend flüstert mir mein Spiegelbild zu: Bedank dich bei der Ria. Das habe ich hiermit getan. Es ist mir noch nie etwas leichter gefallen.

Hans Vranek, 60, Wiener Neustadt, Drei-Hauben Koch im Restaurant Gelbes Haus

Die folgenden Rezepte widme ich Herrn Medizinalrat Dr. Alfred Klabuschnigg und dem AMB-Team, durch die ich meine Gewichts- und Wohlfühlprobleme zum Positiven beeinflussen konnte. Danke.

Bei der Auswahl meiner Rezepte stand das leichte und einfache Handling mit ISI Gourmet Whip plus im Vordergrund. Weiters sind dafür keine weitreichenden Küchenkenntnisse erforderlich. Auch sehr praktisch ist die Aufbewahrung der gefüllten ISI Gourmet Whip plus in gekühltem Zustand bis zur Verwendung über einige Tage. Auch wurde im Sinne von AMB auf die Nährstoffdichte in den Rezepten geachtet. Da die Verwendung vielfältig und doch sehr einfach ist, gebe ich gerne ein paar Anregungen:

Gurken-Joghurt-Schaum, dazu geschälte Tomatenwürfel, Basilikumblätter und Löffelkäse:

Zutaten: 250 g entkernte Gurken mit Schale, 250 g Joghurt, 3 Blatt Gelatine, Dille fein gehackt, Salz, Pfeffer, Tabasco grün

Zubereitung: Die ungeschälten Gurken in Stücke schneiden und mit dem Joghurt und den Gewürzen vermengen. Mit dem Stand- oder Stabmixer pürieren. Dann die 3 Blatt eingeweichte und ausgedrückte Gelatine in 50 bis 100 g erwärmter Masse auflösen und mit der restlichen Masse vermengen. Durch ein Sieb in den Gourmet Whip füllen, eine ISI-Schlagoberspatrone aufschrauben und kräftig schütteln. Mindestens eine Stunde kühlen.

Apfel-Sellerie-Espuma, dazu Tartar vom Thunfisch mit geschnittenem Ruccola:

150 g Apfelpüree (natur und zuckerfrei), 150 g gekochter, passierter Sellerie, 150 g gekochte, panierte Erdäpfel, 50 ml Apfelsaft ungesüßt, 50 ml Hühnersuppe, 3 EL Olivenöl, Apfelessig, Salz, Pfeffer

Zubereitung: Sellerie und Erdäpfel mit dem Hühnerfond aufkochen. Mit Apfelpüree, Apfelsaft, Oivenöl, Salz, Pfeffer und Apfelessig abschmecken. Durch ein Sieb in den Gourmet Whip füllen, eine ISI-Schlagoberspatrone aufschrauben und kräftig schütteln. Gut durchkühlen lassen.

Schaum der Himbeere auf Scheiben einer reifen Banane oder Mangowürfel:

500 g Himbeeren (tiefgefroren oder frisch), Saft von 1 Zitrone, 150 ml Weißwein, 3 Blatt Gelatine und 2 EL Himbeergeist und Himbeermark

Zubereitung: Himbeeren und Zitronensaft kurz aufkochen, mixen und passieren. Den Weißwein wärmen, die eingeweichte Gelatine darin auflösen, Himbeergeist und Himbeermark dazugeben. Durch ein Sieb in den Gourmet Whip füllen, eine ISI-Schlagoberspatrone aufschrauben und kräftig schütteln.

34. Abnehmen von A bis Z – Lexikon der wichtigsten Begriffe

ACESULFAM: Ein hitzebeständiger, synthetischer Süßstoff. Der Zuckerersatzstoff hat die E-Nummer 950. Die Süßkraft ist ungefähr 200 Mal so stark wie die der Saccharose. Der Chemiker Karl Clauß entdeckte Acesulfam zufällig im Jahre 1967.

AGAR-AGAR: Das Polysaccharid wird aus den Zellwänden einiger Algenarten hergestellt, die meist aus Ostasien kommen. Es ist geschmacksneutral und unverdaulich. In Suppen oder Süßwaren wird es gerne als Verdickungsmittel eingesetzt. Die E-Nummer ist 406.

ALBUMIN: Gehört zur Gruppe der globulären Proteine. Wasserunlösliche Stoffe werden an Albumine gebunden und dadurch wasserlöslich. Enthalten sind sie zum Beispiel in Eiern und Milch.

ALLERGIEMERIDIAN: Laut Traditioneller Chinesischer Medizin (TCM) ist der Körper durchzogen von Meridianen, in denen das Qi, die Lebensenergie, fließt. Kann sie das nicht ungehindert, fühlt man sich unwohl und wird, wenn man nichts dagegen unternimmt, schließlich krank. Qi-Blockaden werden in der TCM unter anderem durch Akupunktur gelöst. Auch für Allergien gibt es einen Meridian, der für die AMB-Methode von großer Bedeutung ist.

AMB: Abnehmen mit Bioresonanz ist eine von mir und meinem Mann, Medizinalrat Dr. Alfred Klabuschnigg, erfundene Methode zur gesunden Gewichtsreduktion. Sie kombiniert die Bioresonanz mit den neuesten Erkenntnissen der Ernährungswissenschaften. Mit dem Konzept kann man sich satt essen und trotzdem pro Woche ein Kilo abnehmen. Der Jo-Jo-Effekt bleibt aus.

AMINOSÄUREN: Die proteinogenen Aminosäuren sind die Bausteine der Proteine. 22 davon und 250 nicht-proteinogene Aminosäuren, die in Organismen vorkommen, sind bisher bekannt.

ASPARTAM: Ein Zuckerersatzstoff mit der E-Nummer 951. Der Süßstoff wird synthetisch hergestellt. Enthalten ist er häufig in Kaugummi oder Softdrinks.

BALLASTSTOFFE: Sind Nahrungsbestandteile, meist Polysaccharide und damit Kohlenhydrate, die vorwiegend in pflanzlichen Lebensmitteln enthalten sind. Zum Beispiel in Getreide, Gemüse, Obst und Hülsenfrüchten.

BETA-GLUKANE: Sind hauptsächlich in Gerste und Hafer enthalten und zählen zu den löslichen Ballaststoffen.

BINDEMITTEL: Verleihen den Nahrungsmitteln die gewünschte Konsistenz. Sie sind meist geschmacksneutral oder werden den zu bindenden Lebensmitteln angepasst.

BIO: Steht für Lebensmittel aus kontrolliertem Anbau. Bio-zertifizierte Betriebe bezeichnen eine artgerechte Tierhaltung und berücksichtigen ökologische und biologische Zusammenhänge.

BIOBAUER: Laut EG-Verordnung darf sich ein Landwirt dann als Biobauer bezeichnen, wenn mindestens 95 Prozent seiner Grundzutaten aus biologischem Anbau stammen. Außerdem muss er den gesamten Erzeugungsprozess seiner Lebensmittel protokollieren.

BIORESONANZTHERAPIE: Die alternativmedizinische Methode wird zur Behandlung von Allergien, Migräne, chronischen Schmerzen, Schlafstörungen und bei der AMB-Methode auch zur Gewichtsreduktion eingesetzt. Befindlichkeitsstörungen werden durch veränderte elektromagnetische Schwingungen im Körper hervorgerufen, identifiziert und durch eine 180-Grad-Phasenverschiebung der körpereigenen Schwingungen aufgelöst.

BROTEINHEIT (BE): Bezeichnung für die Menge eines Nahrungsmittels, die 12 Gramm Kohlenhydrate enthält. Ein wichtiger Begriff für Diabetiker und Menschen, die gesund abnehmen möchten.

CAROTINOIDE: Bezeichnung für eine umfangreiche Klasse an natürlichen Farbstoffen. Sie verursachen eine gelbe bis rötliche Färbung.

CARRAGEEN: Das Polysaccharid kommt in den Zellen verschiedener Algenarten vor. In Lebensmitteln ist es ein Gelier- und Verdickungsmittel. Die E-Nummer ist 407.

CHLOROPHYLL: Bezeichnet man auch als Blattgrün. Chlorophylle sind natürliche Farbstoffe, die von fotosynthesebetriebenen Organismen gebildet werden. In grünem Gemüse ist der Chlorophyllgehalt besonders hoch.

CHOLESTERIN: Ein Naturstoff, der in allen tierischen Zellen vorkommt. Wie hoch der Cholesterinspiegel sein darf, ist abhängig von Alter und Geschlecht.

CHYLOMIKRONEN: Die Partikel der Lipoproteine werden vom Dünndarm über die Lymphe in die Blutbahn sezerniert.

CYCLAMAT: Ein synthetisch hergestellter Süßstoff. Der Zuckerersatzstoff ist ungefähr 35 Mal so süß wie Zucker. Die E-Nummer ist 952.

DEXTRINE: Die Stärkeabbauprodukte werden vor allem aus Mais-, Weizen- und Kartoffelstärke gewonnen. Unter anderem verleihen sie dem Gebäck die Farbe und den Geschmack.

EIWEISS: Proteine verleihen allen Zellen ihre Struktur und sind damit für die Beschaffenheit der Gewebe und des gesamten Körperbaus verantwortlich. Von Proteinen spricht man dann, wenn mehr als 100 Aminosäuren miteinander verknüpft sind.

ELASTIN: Es gehört zu den Strukturproteinen und sorgt vor allem für die Dehnungsfähigkeit großer Blutgefäße wie zum Beispiel der Aorta.

ELEKTROAKUPUNKTURTESTGRIFFEL: Ein Teil des AMB-Bioresonanzgeräts zur Messung des Hautwiderstands während des AMB-Lebensmitteltests.

ENERGIEBILANZ: Die Differenz zwischen Energieverbrauch und Energiezufuhr. Positiv ist die Bilanz, wenn man nicht mehr isst, als der Körper braucht.

E-NUMMERN: Bezeichnen Lebensmittelzusatzstoffe, die Geschmack, Struktur, Farbe oder auch Haltbarkeit von Nahrungsmitteln beeinflussen. Jeder zugelassene Stoff bekommt von der Europäischen Union eine E-Nummer.

EXTRA VERGINE: Bezeichnung für Öle aus Erstpressung.

FETTBEGELEITSTOFFE: Dazu zählen die fettlöslichen Vitamine A, D, E und K, Cholesterin, Karotinoide, Lezithin, Fettalkohole und Chlorophylle.

FETTE: Gehören zu den Grundnährstoffen des Menschen. Sie sind Energielieferanten, Isolatoren gegen Kälte, Schutz für innere Organe und das Nervensystem, Bestandteil der Zellmembranen und Lösungsmittel für fettlösliche Stoffe.

FETTREDUZIERT: Der Begriff bedeutet, dass in dem Produkt mindestens 40 Prozent weniger Fett enthalten ist als in üblichen Lebensmitteln.

FETTSÄUREN: Sie unterscheiden sich durch die Anzahl ihrer Kohlenstoffatome (C-Atome) und der möglichen Anwesenheit, Position und Anzahl von Doppelbindungen. Bei gesättigten Fettsäuren liegen zwischen den C-Atomen Einfachbindungen vor. Einfach ungesättigte Fettsäuren haben eine Doppelbindung, mehrfach ungesättigte eben mehrere. Essenzielle Fettsäuren sind mehrfach ungesättigte Fettsäuren, die lebensnotwendig sind und mit der Nahrung zugeführt werden müssen. Trans-Fettsäuren entstehen, wenn man ungesättigte Fettsäuren über 130 Grad Celsius erhitzt. Omega-3-Fettsäuren sind ebenfalls essenzielle Fettsäuren, lebensnotwendig und können vom Körper nicht selbst hergestellt werden. Für Omega-6-Fettsäuren gilt dasselbe. Der Unterschied ist, dass sie an der sechsten Position die erste Doppelbindung aufweisen.

FRUCHTFOLGE: Unter dem Begriff versteht man die Reihenfolge der auf einer landwirtschaftlichen Fläche im Ablauf der Vegetationsperiode und der Jahre angebauten Nutzpflanzen.

FRUCTOSE: Fruchtzucker ist ein Monosaccharid und gehört somit zu den Kohlenhydraten. Fructose kommt vor allem in süßen Früchten und im Honig vor.

FUNGIZIDE: Chemische oder biologische Wirkstoffe, die Pilze oder ihre Sporen abtöten oder ihr Wachstum verhindern.

GALACTOSE: Die natürliche, chemische Verbindung gehört zu den Monosacchariden, tritt aber auch als Baustein in Di-, Oligo- und Polysacchariden auf. Auch in der Muttermilch kommt Galactose vor und liefert dem Säugling Energie.

GELSTOFFE: Werden aus Algen gewonnen und gehören zu den wasserlöslichen Ballaststoffen. Die Polysaccharide werden von der Lebensmittelindustire als Quellstoffe eingesetzt.

GLUCAGON: Ein Hormon, das für die Erhöhung des Blutzuckerspiegels verantwortlich ist. Es ist sozusagen der Gegenspieler des Insulins. Außerdem sorgt es für die Entleerung der Fettzellen und wird deshalb auch als Fastenhormon bezeichnet.

GLUCOSE: Ein Monosaccharid, das zu den Kohlenhydraten gehört. Man unterscheidet zwischen D- und L-Glucose. In der Natur kommt nur D-Glucose vor, die man gemeinhin Traubenzucker nennt.

GLYCERIN: Ein Alkohol, der in allen natürlichen Fetten und Ölen enthalten ist. Als Lebensmittelzusatzstoff hat er die E-Nummer 422.

GLYKÄMISCHE LAST (GL): Wird aus dem Glykämischen Index und dem Kohlenhydratgehalt der gegessenen Portion errechnet. Die Formel dazu lautet: GL = GI x Kohlenhydrate pro Portion : 100.

GLYKÄMISCHER INDEX (GI): Er gibt die Wirkung verschiedener Lebensmittel auf den Blutzuckerspiegel an. Je nachdem, ob er rasch oder langsam ansteigt, ist den Kohlenhydraten eine Zahl zugeordnet. Ist der Wert niedrig, geht die Umwandlung in Zucker langsam vonstatten. Hoch ist der Glyx ab 70, niedrig unter 55.

GLYKOGEN: Ein Polysaccharid, bestehend aus Glucose-Einheiten. Im Organismus dient es der Speicherung und Bereitstellung des Energieträgers Glucose.

HEISSHUNGER: Es gibt drei Formen von Heißhunger. Der körperlich bedingte ist oft ein Signal für eine Unterzuckerung; Stress und negative Gefühle sind meist für den psychisch bedingten verantwortlich. Drängen Körper und Geist gleichzeitig zur sofortigen Nahrungsaufnahme, ergibt sich eine physisch-psychische Mischform.

HEMIZELLULOSE: Ein Bestandteil pflanzlicher Zellwände und ein wichiger Ballaststoff, der, weil er weder im Magensaft noch im Darm verdaut wird, physiologisch unbedenklich ist.

HERBIZIDE: Unkrautbekämpfungsmittel, die Pflanzen abtöten, den Kulturpflanzen Wasser, Licht und Nährstoffe entziehen.

INSULIN: Ein Hormon, das in der Bauchspeicheldrüse gebildet wird und als einziges den Blutzuckerspiegel senken kann. Sein Gegenspieler ist das Glucagon.

INULIN: Ein Polysaccharid, das zu den präbiotischen Nahrungszusatzstoffen gehört. Für Wurst wird es verwendet, um den Balaststoffanteil zu erhöhen, in Joghurt ist es ein Fettersatz und verbessert Textur und Geschmack.

ISOMALT: Ein Zuckeraustauschstoff mit der E-Nummer 953 und einem Energiegehalt von ungefähr 2 Kalorien pro Gramm.

KALORIEN: Bezeichnung für den Energiegehalt oder Brennwert von Lebensmitteln. Sie kann sich auf eine Kalorie oder eine Kilokalorie beziehen und ist deshalb relativ unpräzise. Wenn wir von Kalorien sprechen, meinen wir damit meist eine Kilokalorie (kcal).

KALORIENARM: Sind Lebensmittel mit maximal 50 Kalorien pro 100 Gramm.

KALORIENREDUZIERT: Bedeutet, dass in dem Produkt mindestens 40 Prozent weniger Kalorien enthalten sind als in üblichen Lebensmitteln.

KETOAZIDOSE: Eine stoffwechselbedingte Übersäuerung des Blutes und des Körpers, die häufig als Komplikation der Zuckerkrankheit auftritt (Insulinmangel). Ursache ist eine zu hohe Konzentration von Ketonkörpern. Erkennt man die Symptome nicht (Atem riecht nach Aceton), kann das sogar zu einem ketoazidonischen Koma führen. Deshalb sollte man, sobald erste Erscheinungen auftreten, zuerst ein Kohlenhydrat zu sich nehmen, das schnell in Traubenzucker umgewandelt wird, und dann eines nachessen, bei dem das langsam vonstatten geht. Zum Beispiel: zuerst Traubenzucker, dann Vollkornmüsli.

KETONKÖRPER: Sammelbegriff für Stoffe, die sowohl beim Fettabbau wie auch beim Abbau bestimmter Eiweißbausteine entstehen. Beim Fettabbau können mangels Insulin Ketonkörper vermehrt gebildet werden und zur Ketoazidose führen.

KOHLENHYDRATE: Energielieferanten, Bestandteile von Schleimstoffen, kommen in Knochen und im Bindegewebe vor. In der Nahrung sind die Kohlenhydrate als Zucker und Stärke zum Beispiel in Mehl, Getreide, Brot, Gebäck, Nudeln, Reis, Erdäpfeln, Gemüse und Obst enthalten. Man unterscheidet grundsätzlich zwischen einfachen Kohlenhydraten, die zum Beispiel in Zucker, Weißmehl oder Obstsäften vorkommen, schnell aufgenommen werden und den Blutzuckerspiegel rasch ansteigen lassen, und komplexen Kohlenhydraten, die unter anderem in Vollkornprodukten oder Hülsenfrüchten enthalten sind und nur langsam aufgenommen werden.

KOLLAGEN: Ein Strukturprotein, vor allem des Bindegewebes, und gleichzeitig das im menschlichen Körper am meisten verbreitete Eiweiß.

LACTASE: Ein körpereigenes Enzym, das Lactose in die beiden Einfachzucker D-Galactose und D-Glucose aufspaltet. Im Erwachsenenalter wird es nur noch in geringen Mengen gebildet. Bei Lactoseintoleranz kann es in Form von Tabletten zugeführt werden.

LACTIT: Ein synthetischer Zuckeraustauschstoff mit der E-Nummer 966, der in der Natur nicht vorkommt. Eingesetzt wird Lactit auch als Abführmittel.

LACTOSE: Ein in Milch und Milchprodukten enthaltener Zucker, der darin beinahe den gesamten Anteil an Kohlenhydraten stellt und deshalb auch Milchzucker genannt wird.

LEZITHINE: Fettbegleitstoffe und Bestandteile der Zellmembran. Enthalten sind sie vor allem in Eidotter und in den Zellen pflanzlicher Samen.

LIGHT: Ein Begriff, der unter anderem für kalorienreduziert, zuckerfrei oder fettarm stehen kann und gesetzlich nicht definiert ist. Light bedeutet, dass man das Produkt irgendwie verändert hat. Das soll den Konsumenten das Gefühl vermitteln, dass sie sich und ihrem Körper damit etwas Gutes tun. Dass das wirklich so ist, bezweifeln zahlreiche Ernährungswissenschafter.

LIGNIN: Ist für die Festigkeit von pflanzlichen Geweben wesentlich. Lignine bewirken die Verholzung der pflanzlichen Zelle (lat.: lignum = Holz). Neben der Verwendung in Form von Holz wird Lignin vor allem als Nebenprodukt der Papier- und Zellstoffindustrie genutzt.

LIPOPROTEINE: Sie dienen dem Transport von wasserlöslichen Lipiden, also Fetten, im Blut. Cholesterin wird zum Beispiel so transportiert.

MALTIT: Ein Zuckeraustauschstoff mit der E-Nummer 965. Gewonnen wird er aus Mais- und Weizenstärke.

MALTOSE: Ein Abbauprodukt von Stärke, ein Disaccharid und die lateinische Fachbezeichnung für Malzzucker.

MANNIT: Ein Zuckeraustauschstoff mit der E-Nummer 421. Der Zuckeralkohol kommt unter anderem in Feigen und Olivenbäumen vor.

MENGENELEMENTE: Mineralstoffe, die in Massenanteilen von mehr als 50 Milligramm pro Kilogramm vorkommen. Man bezeichnet sie auch als Elektrolyte. Dazu zählen Calcium, Kalium, Natrium, Phosphor, Schwefel, Chlor und Magnesium.

MINERALSTOFFE: Luft und hitzebeständige, lebensnotwendige Nährstoffe, die der Organsimus nicht selbst produzieren kann und die deshalb mit der Nahrung aufgenommen werden müssen. Zu langes Kochen in zu viel Wasser kann sie der Nahrung entziehen. Natrium, Kalium, Eisen, Jod und Kupfer sind zum Beispiel Mineralstoffe.

MIZELLEN: Lockere Zusammenlegungen von Molekülen, sogenannte Aggregate, die sowohl wasser- als auch fettlöslich sind (hydrophil plus lipophil ergibt amphiphil).

MODIFIZIERTE STÄRKE: Stärke-Erzeugnisse, die durch physikalische, chemische oder enzymatische Verfahren gewonnen werden. Der Körper verdaut sie wie die natürliche Stärke. Denn nach der Modifikation bleiben die wichtigsten Eigenschaften, zum Beispiel die Kornstruktur, erhalten. Gegenüber der natürlichen Stärke haben sie aber eine bessere Säure- und Hitzestabilität und legen ein besseres Gefrier- und Auftauverhalten an den Tag. Im Grunde sind modifizierte Stärken Lebensmittelzusatzstoffe. Als solche müssen sie aber nur dann deklariert werden, wenn man sie chemisch verändert hat. Dann haben sie auch E-Nummern. Und zwar E 1400 bis E 1451.

MONO- UND DIGLYCERIDE: Entstehen in einer chemischen Reaktion aus Glycerin und pflanzlichen beziehungsweise tierischen Speisefettsäuren. Kombiniert mit warmem Wasser dienen sie als Emulgatoren und sorgen dafür, dass Gebäck länger frisch bleibt.

NÄHRSTOFFDICHTE: Gibt die Menge eines Nährstoffes in einem Lebensmittel in Relation zu dessen Energiegehalt an. Die Formel dazu lautet: Nährstoffdichte = Nährstoffgehalt (pro 100 Gramm) : Energiegehalt (kcal).

NATIV UND NATIV EXTRA: Bezeichnung für Öle, die nicht weiterbehandelt wurden.

NEOHESPERIDIN: Ein Zuckerersatzstoff mit der E-Nummer 959. Die Süßkraft ist 400 bis 600 Mal stärker als die von Zucker.

PEKTINE: Pflanzliche Polysaccharide und damit Ballaststoffe. Reich an Pektinen sind etwa Zitrusfrüchte. In weichen Früchten, zum Beispiel in Erdbeeren, sind weniger Pektine enthalten.

PEPTIDE: Kleine Proteine, bei denen weniger als 100 Aminosäuren miteinander verknüpft sind.

PESTIZIDE: Chemische Substanzen, die schädliche Lebewesen töten, ihr Wachstum hemmen, ihre Vermehrung verhindern oder sie einfach nur vertreiben. Bezeichnet werden Pestizide auch als Pflanzenschutzmittel oder Biozide (Schädlingsbekämpfung).

PFLANZENGUMMI: Natürliche Polysaccharide, lösliche Ballaststoffe. Die Nahrungsmittelindustrie verwendet sie als Stabilisatoren, Gelier- und Verdickungsmittel.

RAFFINOSE: Ein Kohlenhydrat, das in Pflanzen vorkommt. Der Dreifachzucker (Oligosaccharid) setzt sich aus Galactose, Glucose und Fructose zusammen.

RESISTENTE STÄRKE: Lösliche Ballaststoffe, die wie Stärke aufgebaut sind, vom Menschen aber nicht verdaut werden können. Die sogenannte retrogradierte Stärke entsteht, wenn man Stärke zuerst erhitzt und dann abkühlen lässt. Dabei bildet sich eine Kristallstruktur, die für Verdauungsenzyme unzugänglich ist. Dadurch wird auch der GI beeinflusst. Kocht man Spaghetti in Salzwasser, ändert sich der GI mit der Kochzeit.

SACCHARIDE (MONO-, DI-, OLIGO- UND POLYSACCHARIDE): Zu den Monosacchariden gehören die Glucose, die Fructose und die Galactose. Gehen jeweils zwei Einfachzucker-Moleküle eine Verbindung ein, ergibt sich daraus ein Disaccharid. Dazu gehören die Saccharose, die Lactose und die Maltose. Oligosaccharide setzen sich aus drei bis neun Einfachzuckern zusammen und kommen in freier Form ausschließlich in pflanzlichen Lebensmitteln vor. Die Raffinose und die in Hülsenfrüchten vorkommenden Kohlenhydrate Stachyose und Verbascose zählen zu den Oligosacchariden. Polysaccharide setzen sich aus mindestens zehn Einfachzucker-Molekülen zusammen. Dazu zählen zum Beispiel die Stärke, Dextrin, Zellulose oder Hemizellulose.

SACCHARIN: Der älteste synthetische Süßstoff. Er ist ein Zuckeraustauschstoff mit der E-Nummer 954. Saccharin ist 300 bis 700 Mal süßer als Zucker.

SACCHAROSE: Haushalts- oder Kristallzucker. Ein Disaccharid, das in der Zuckerrübe, dem Zuckerrohr und der Zuckerpalme enthalten ist.

SÄURE-BASEN-HAUSHALT: Ein ausgeglichener Säure-Basen-Haushalt ist wichtig für das Wohlbefinden. Ungesunde Ernährung überlastet auf Dauer die menschlichen Entgiftungsorgane. Die Übersäuerung äußert sich zum Beispiel in Sodbrennen, Schlafstörungen oder Erschöpfungszuständen. Gemüse, Kräutertees, Dörrobst und Basensuppen bringen den pH-Wert wieder in den Normalbereich, der zwischen 7,35 und 7,45 liegen sollte.

SCHLEIMSTOFFE: Bestehen vor allem aus Polysacchariden. Sie nehmen Wasser auf und dienen als Schutzsubstanz. Tierische Schleimstoffe schützen Haut und Schleimhaut. Neben Speichel und Magensaft sind sie auch Bestandteile von Knorpeln, Geweben und Sehnen. Pflanzliche Schleimstoffe kommen unter anderem in Getreidekörnern, Wurzeln, Blättern oder Algen vor. Wasserlösliche Schleimstoffe haben eine reizmildernde Wirkung auf Schleimhäute, wasserunlösliche regulieren den Stuhlgang.

SORBIT: Ein Zuckeraustauschstoff mit der E-Nummer 420. Einen hohen Sorbitanteil haben Birnen, Äpfel, Pfirsiche und Zwetschken.

SPURENELEMENTE: Vom Körper benötigte Elemente, die im Gegensatz zu den Mengenelementen in Massenanteilen von weniger als 50 Milligramm pro Kilogramm im menschlichen Körper vorkommen.

STACHYOSE: Ein Kohlenhydrat, das in Hülsenfrüchten vorkommt (Oligosaccharid).

STÄRKE: Ein Polysaccharid und damit ein Kohlenhydrat. Die Lebensmittelindustrie setzt sie zur Erzeugung von Back- und Süßwaren, Milchprodukten und Getränken ein.

STEVIA: Eine ursprünglich in Südamerika beheimatete Staude, aus der man den gleichnamigen Zuckerersatzstoff gewinnt. Der ist bis zu 300 Mal süßer als Zucker, nicht kariogen und für Diabetiker geeignet. Angebaut wird Stevia vor allem in China.

THAUMATIN: Ein Zuckerersatzstoff mit der E-Nummer 957. Er ist 2.000 bis 3.000 Mal so süß wie Zucker, kann beim Menschen aber allergen wirken.

TRIGLYCERIDE: Hauptbestandteil in Fetten und fetten Ölen. Triglyceride bestehen aus einem Glycerinmolekül und drei daran gebundenen Fettsäuren.

TRIGLYCERIDLIPASE: Ein menschliches Enzym, das Triglyceride abbaut, wodurch Fettsäuren freigesetzt werden, die wiederum eine Energiequelle sind.

VERBASCOSE: Ein Kohlenhydrat, das in Hülsenfrüchten vorkommt (Oligosaccharid).

VITAMINE: Organische Verbindungen, die der Körper für lebensnotwendige Funktionen benötigt. Vitamine müssen mit der Nahrung aufgenommen werden. Provitamine, also Vitaminvorstufen, kann der Körper in ihre Wirkform umwandeln.

VOLLKORN: Getreide, bei dem Vitamine, Öle, Ballast- und Mineralstoffe nach der Ernte in der Schale und dem Keimling erhalten bleiben. Aufgrund der essenziellen Fettsäuren sind die Öle aus ernährungsphysiologischer Sicht besonders wertvoll.

XYLITOL: Ein Zuckeraustauschstoff mit der E-Nummer 967. Der Zuckeralkohol ist in vielen Gemüsesorten und Früchten enthalten.

ZELLULOSE: Der Hauptbestandteil von pflanzlichen Zellwänden ist auch die häufigste organische Verbindung und damit ebenfalls das häufigste Polysaccharid. Neben Hemizellulosen, Lignin und Pektin ist die Zellulose ein wichtiger pflanzlicher Bestandteil in der Nahrung.

ZUNGENGRUNDAMYLASE: Enzym, das im Mund freigesetzt wird und im Magen einen Teil der Fette spaltet.

35. Alle Institute für alternative Gesundheitsberatung auf einen Blick

Homepage: www.amb-bioresonanz.at

WIEN

1020 Wien
Praterstraße 42, 2. Hof links 7a,
Eingang Physiotherapie Atrium
Mobil: 0664/9156961

1030 Wien
Landstraßer Hauptstraße 106/6
Telefon: 01/7152976
Mobil: 0664/5208114

1070 Wien
Neustiftgasse 40
Telefon: 01/5227004
Mobil: 0664/3133591

1100 Wien (im Gesundheitszentrum PROVITA)
Kundratstraße 6/2. Stock/Top 5
Mobil: 0676/9443348

1110 Wien
Dommesgasse 1–7/2/1
Mobil: 0699/11100547

1170 Wien
Alszeile 74/20
Mobil: 0664/5045900

1210 Wien
Donaufelder Straße 103/12
Mobil: 0664/9156961

1220 Wien
Hirschstettner Straße 85
Mobil: 0676/5164063

1230 Wien-Atzgersdorf
Kirchenplatz 5
Mobil: 0664/1211288

NIEDERÖSTERREICH

2380 Perchtoldsdorf
Marktplatz 3
Mobil: 0664/88512343

2500 Baden
Kaiser-Franz-Josef-Ring 17
Telefon: 02252/254176
Mobil: 0664/1501250

2225 Zistersdorf
Kaiserstraße 10
Telefon: 02532/80188-14
Mobil: 0664/2128049

2135 Zlabern
Zlabern 1
Telefon: 02523/8247
Mobil: 0676/9557901

3100 St. Pölten
Josefstraße 53
Mobil: 0664/9967530

AB 2012 NEU

2700 Wiener Neustadt
Eyerspergring 7
Mobil: 0664/1813353

3423 St. Andrä-Wördern
Hötzendorfgasse 8
Mobil: 0680/2045636

2020 Hollabrunn
Bahnstraße 24
Mobil: 0676/4604959

3741 Pulkau
Rathausplatz 7
Mobil: 0676/6741138

2763 Pernitz
Muggendorfer Straße 7
Mobil: 0650/8081890

2301 Groß-Enzersdorf
Kaiser-Franz-Josef-Straße 7/3
Mobil: 0664/2107077

BURGENLAND

7201 Neudörfl
St. Nikolausgasse 8
Telefon: 02622/86050
Mobil: 0664/3133782

7350 Oberpullendorf
Wiener Straße 19
Mobil: 0664/4686955

7122 Gols
Hauptplatz 38/40
Mobil: 0664/1366699

7000 St. Georgen/Eisenstadt
Am Graben 18
Telefon: 02682/63218
Mobil: 0676/9406112

STEIERMARK

8680 Mürzzuschlag
Mariazeller Straße 11
Mobil: 0664/9683626

8010 Graz-Waltendorf
Plüddemanngasse 39, 1. Stock
Mobil: 0676/9707606

8233 Lafnitz
Lafnitz 186
Mobil: 0676/9394009

8010 Graz-Innere Stadt
Sporgasse 32/2/14 (durch den Innenhof – 2. Stock)
Mobil: 0699/17264944

SALZBURG

5020 Salzburg
Morzger Straße 74
Mobil: 0664/1813353

DEUTSCHLAND

96049 Bamberg
Schellenberger Straße 65
Telefon: +49(0)951/2095086

88167 Maierhöfen
Ringenberg 16 ½
Telefon: +49(0)178/2397628

IRAK

Sulaimaniyya
Zargata Street 42
Telefon: +96(0)4770/8609848